Ich bin vielleicht verrückt, aber nicht blöd!

Arnold Rubel

ICH BIN VIELLEICHT VERRÜCKT, ABER NICHT BLÖD!

Die irren Erlebnisse eines Pflegers in der Psychiatrie

Aufgezeichnet von Ernst Kaufmann

SCHWARZKOPF & SCHWARZKOPF

Wenn jemand sagt:
»Eine Stimme spricht zu mir«,
ist er entweder ein Heiliger
oder ein Patient, was aber
manchmal das Gleiche ist.

Inhalt

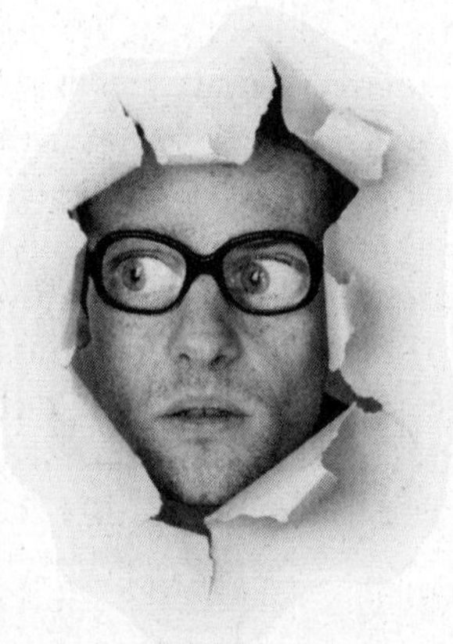

Arnolds Geschichten

Manches im Leben und Umfeld eines Menschen ist von außen betrachtet eigentlich ganz unauffällig, scheint aber dann bei genauerem Hinsehen doch eine seltsame Fügung zu sein. Zu diesen mir unerklärlichen Dingen gehört, dass sich viele meiner treuen Weggefährten beruflich mit kranken, unzugänglichen und oft eigentümlichen Menschen beschäftigen – sie sind Krankenschwestern oder Pfleger in psychiatrischen Krankenhäusern.

Diese eindeutige Gewichtung meines Freundeskreises könnte natürlich nur ein reiner Zufall sein oder vielleicht sogar auf eigene, verborgene Störungen hinweisen. Vermutlich ziehe ich derartige Menschen aber deshalb an, weil mich menschliche Abgründe und die dazugehörigen unglaublichen Geschichten schon immer fasziniert haben.

Einer meiner längsten und treuesten Freunde ist Arnold, der auch immer gerne seine Erlebnisse mit mir teilt. Eines Tages begann ich, die Begebenheiten aus seinem Alltag auf der Psychiatrie aufzuzeichnen. Die Anekdoten erwiesen sich als wahrer Glücksfall, denn die haarsträubenden, schrägen oder auch zauberhaften Geschichten erzählen nicht nur von meist liebenswerten Menschen, sondern oft mehr von der unglaublichen Hilflosigkeit von uns sogenannten Normalen.

Betrachtet man die Erlebnisse im Pflegedienst genauer, beginnt man ein starkes Mitgefühl für die zu empfinden, die am Rande der Vernunft leben – konsequent in ihren irrationalen Zielen, unmittelbar in ihren Emotionen und selbstbewusst in ihrer Schwäche.

Vielleicht entdecken wir ja zwischen den Zeilen mit großem Spaß, dass so manche der scheinbar absurden Zwänge auch ein klein wenig in uns allen stecken. Denn offen gesagt, sehe ich außerhalb der psychiatrischen Einrichtungen mindestens genauso viele seltsame Menschen wie innerhalb – mich nicht ausgenommen.

Ernst Kaufmann

1

Der Tag, an dem alles begann

In den Gängen des psychiatrischen Krankenhauses war es nachts fast ganz dunkel. Nur oberhalb der Kreuzungen mit den Stiegenhäusern und dem Eingang zum Speisesaal brannten grünliche Neonleuchten, die ein seltsam irreales Licht auf den grauen Steinboden und die mit hellgelber Kautschukfarbe gestrichenen Wände warfen.

Der schwedische Film *Nachtwache* fiel mir ein, als ich durch den plötzlichen Lärm aufgeschreckt aus dem Dienstzimmer des Personals heraus und in Richtung des einsetzenden Tumults am unteren Ende des schier endlosen Hauptganges hetzte.

Ich war der neue Pfleger der Abteilung und hatte an diesem Abend meinen ersten Nachtdienst auf der Station angetreten. Also, um es ganz genau zu sagen, nicht nur auf dieser Station, denn nach Abschluss meiner Ausbildung zum psychiatrischen Krankenpfleger war dies meine erste richtige Stelle überhaupt.

Die Geräusche verdichteten sich am Ende des Flurs, und noch bevor ich um die Ecke bog, hörte ich bereits aus dem unmittelbaren Seitengang aufgeregte Stimmen, die nun auch zu verstehen waren.

»Toni, Toni mach auf!«, rief ein Mann und hämmerte dazu wie wild an eine Türe, die offenbar versperrt war. »Er muss da drinnen sein, er ist ja sonst nirgends zu finden!«

Dazwischen sang eine Frauenstimme leise vor sich hin.

»Der Anton, der Anton, der gibt kein Ton, gibt gar kein Ton …«, klang die Fistelstimme zu einer disharmonischen Melodie.

»Was ist denn?«, rief ich, während ich mich im Laufschritt näherte. Meine Stimme hallte vom hinteren Ende des sonst leeren Gangs überlaut zurück. Das hatte eine momentane und absolute Stille zur Folge, die mich nun tatsächlich fast erschreckte. Die vier Patienten, die vor der Tür standen, drei Männer und eine ältere Frau, die den Mund vom letzten gesungenen Ton noch offen hielt, standen wie Wachsfiguren und starrten in meine Richtung. Der große, ungeschlachte Mann, der etwas seitlich stand, hob wie in Zeitlupe seine schaufelartig große Hand beschwörend in Richtung der verschlossenen Tür der Kammer, in der der Putztrupp seine Utensilien verstaute.

»Nix mehr«, sagte er dazu mit der eigenartig hohen Stimme eines Kindes, »nix mehr vom Toni …«

Der kleine, etwa vierzigjährige Patient, der zuerst an die Türe gehämmert hatte, löste sich aus der Gruppe und machte einen Schritt auf mich zu.

»Gestatten Sie, Paul«, sagte er fast freudig und machte einen unmerklichen Diener dazu. »Paul heiße ich.«

»Arnold«, entgegnete ich und wusste im selben Moment, dass ich mich vollkommen blöde verhielt. Ich rüttelte an der Türklinke – versperrt.

»Herr Anton, machen S' doch auf!« Ich klopfte dabei nochmals kräftig, obwohl ich weder wusste, ob der Patient Anton hieß, noch, ob er überhaupt in der Besenkammer war. Ich fingerte meinen Zentralschlüssel vom Bund, sperrte auf und drückte energisch auf die Klinke der verzogenen, klemmenden Türe. Sie sprang mit einem quietschenden Laut auf.

Durch die Öffnung fiel nun etwas Licht in den sonst völlig schwarzen Raum. Sofort drängten sich die vier Patienten zur Türe und steckten ihre Köpfe hinter mir in den Raum. Wir blickten zunächst alle etwas verwirrt umher, dann sprang Entsetzen in unsere Augen. Die Szenerie, die sich uns bot, wirkte unheimlich, fast gespenstisch.

Als Erste fing sich die dickliche, ältere Frau mit den aufgelösten Haaren, die vorher gesungen hatte. Sie lachte kurz und schrill auf.

»Der Anton, der gibt kein Ton.« Dabei gingen ihre Augen rasch hin und her und sie leckte sich die Lippen.

In dem schmalen Lichtstreifen, der durch die Türe auf den Boden fiel, lag ein Stuhl, daneben stand ein alter, ausgetretener Pantoffel. Knapp darüber baumelten zwei nackte Füße eines Mannes. Auf einem der Füße hing noch der zweite Pantoffel.

»Ich hab's euch gesagt. Er war nicht am Klo vorm Bettgehen«, brach Paul das Schweigen und auch seine Stimme war jetzt voll Entsetzen.

Der Riese mit den Schaufelhänden nahm den jungen Mann, der die ganze Zeit als Vierter still dabeigestanden hatte, an der Schulter und zog ihn auf den Gang hinaus.

»Nix schauen«, sagte er dabei mit seiner Kinderstimme. »Nix gut für Seele …«

Ich griff an die Beine des Hängenden, sie waren eiskalt und auch der Blick nach oben in die offenen, trüben Augen ließ keine Zweifel offen – der Mann war tot.

»Sind sie kalt, sind sie kalt?« Die schrille Stimme der Frau überschlug sich fast.

»Bitte gehen Sie in Ihre Zimmer, ich rufe den Arzt und die Polizei«, sagte ich und versuchte gleichzeitig, meinen aufsteigenden Ekel zu bekämpfen.

»Gestatten Sie, Paul«, sagte Paul und streckte mir jetzt auch die Hand hin. »Paul heiße ich.«

»Ja, schon gut.« Ich schob die beiden, die noch in dem Raum standen, ebenfalls zur Türe hinaus und blockierte den Zugang zur Besenkammer. Die vier Patienten trotteten den Seitengang hinunter in Richtung der Zimmer.

»Aufg'hängt, mein Gott, aufg'hängt hat er sich«, jammerte Paul dabei mit weinerlichem Ton vor sich hin. »Dabei hätt' er bald nach Hause gehen können.«

»Der Himmelvater war's«, sagte die Frau.

»Aber ich hab es gewusst, ich hab's euch immer gesagt – er hat Angst g'habt vor dem Draußen.«

»Der Himmelvater war's, hab ich g'sagt, hörst du nicht?«

»Lass mich in Ruhe.«

»Ach so, der Herr will's nicht wissen. Der Herr glaubt wohl an gar nichts.« Die Frau begann trotz ihrer Leibesfülle hin und her zu tänzeln. »Kalt ist er, der Anton, und gibt kein Ton …«

»Jetzt halt einmal deine beschissene Goschen!« Paul war ansatzlos in einen herrischen, überlauten Ton verfallen. »Sonst häng ich dich gleich daneben.«

Die Stimmen verschwanden im Korridor. Ich rief über mein Diensthandy den Notarzt der Abteilung an und ersuchte ihn, auch die Behörden zu verständigen, denn mir fehlte im Moment einfach die Kraft dazu. Dann ging ich zurück in die Kammer, stellte den Stuhl auf und blickte an dem Erhängten hinauf. Er war mein erster Toter, der mich so unmittelbar traf. Nicht einmal meinen Großvater hatte ich mir im Sterbezimmer des Spitals angesehen, nachdem er vor drei Jahren verstorben war. Und nun hatte mich ein Unbekannter überrascht, dessen Anblick mich aber irgendwie magnetisch anzog. Ob sich jetzt was ändert für dich, überlegte ich nachdenklich. Durch ein Geräusch irritiert, schaute ich zur Türe, die hinter mir offen geblieben war. Im Türrahmen stand ein älterer, grauhaariger Mann in einem Arztkittel.

»Sebastian«, sagte er und streckte mir die Hand entgegen, »der diensthabende Arzt. Und Sie sind sicher der neue Pfleger?«

Ich nickte betreten. Sebastian hatte struppige Haare, einen Stoppelbart und roch empfindlich nach Alkohol. Er blickte auf den Toten, seine Augen wirkten müde.

»Na, holen wir ihn herunter …«, sagte er mit gespielter Routine. Trotzdem klang auch seine Stimme etwas unsicher.

*

Zwei Stunden später, die Polizei hatte den Fall aufgenommen und die Gerichtsmedizin die Leiche abgeholt, saß ich bei Sebastian im Arztzimmer. Meinen restlichen Dienst hatte ein Kollege von der Nebenabteilung übernommen, damit ich mich von dem Schock erholen könne. Sebastian nahm zwei Gläser und eine Flasche billigen Brandy aus seinem Schreibtisch, kam damit herüber zu mir und goss ein.

»Jetzt trinken wir einmal einen gegen den Schock und einen zum Einstand«, sagte er dabei mit einer echten Freude in der Stimme. Wahrscheinlich weil er einen offiziellen Grund zum Trinken hatte. Und noch einen zum Einschlafen und einen zum Aufwachen und dann noch einen, dachte ich still bei mir.

»Sollten wir nicht lieber …«, versuchte ich dem Gelage zu entkommen.

»Heute Nacht passiert sicher nichts mehr. Wir haben hier nur immer einen Toten pro Dienst.« Er lachte über seinen derben Scherz.

Ich wollte ihm keinen Korb geben und mich auch nicht sofort als Antialkoholiker outen, der ich eigentlich war, also schüttete ich das grauenhafte Zeug hinunter. Pfleger in der Psychiatrie müssen schließlich etwas vertragen, eben echte Männer sein.

Als es dämmerte, ließ mich Sebastian endlich aus seinen Krallen. Aus den beiden Gläsern für den Schock und den Einstand waren inzwischen vier geworden – für mich, denn er hatte sechs oder sieben, glaube ich, und war nach der Verabschiedung auch eingeschlafen, noch bevor ich sein Zimmer verlassen hatte.

Am Gang atmete ich tief durch, mir war etwas schummrig zumute und ich hoffte, Sylvie, die beste Ehefrau von allen, würde nicht allzu viel merken. Ich nahm mir vor, den Geruch als ein neues Desinfektionsmittel zu erklären.

»Herr Arnold«, die Stimme kam von hinter mir. Ich drehte mich um und erkannte den Leiter des Pflegedienstes, der soeben in das Krankenhaus gekommen sein musste. »Na, das war ja ein Einstand, gleich so eine Nacht. Jetzt kommen Sie einmal zu mir herein …«

Er fasste mich an der Schulter und schob mich ein Stück den Flur hinunter in sein Büro, das in unserem Pavillon untergebracht war. Während er seine Jacke auszog und in seinen Arbeitsmantel schlüpfte, ging er zum Wandregal und öffnete eine Klapptür. Dahinter verbarg sich eine kleine Bar, aus der er eine Flasche Cognac und zwei Schwenker nahm.

»Jetzt gibt es einmal was Gutes, zum Verdauen der Nacht«, sagte er dabei. »Normalerweise trinken wir auf der Station während des Dienstes nicht, ist ja eigentlich auch strengstens verboten, aber für derartige Ausnahmen habe ich immer einen kleinen Vorrat.« Er schenkte mir ein und prostete mir zu.

Was soll ich nur machen, dachte ich, während ich das Zeug in mich hineingoss. Durch meinen jahrelangen Verzicht vollkommen unerfahren mit Hochprozentigem, hoffte ich, es würde sich im Körper schon gleichmäßig verteilen, ohne mir übermäßig Stress oder Übelkeit zu bereiten.

»Es geht schon, ich muss dann aber wirklich gehen«, sagte ich nach dem zweiten gut gefüllten Schwenker mit langsamer, bedächtiger Stimme. Einerseits wollte ich damit zeigen, dass ich derartige Vorfälle locker wegstecken konnte, zum anderen ging es einfach nicht schneller, wollte ich nicht die Kontrolle über mein Sprechorgan verlieren.

Er trank noch schnell einen Kleinen, nur zum »D'rüberstreuen«, wie er betonte, immerhin war es erst halb sieben Uhr morgens, dann entließ er mich mit den besten Wünschen auf einen geruhsamen freien Tag.

Draußen im Hausflur kam mir eine Frau mit hektischen Schritten entgegen und hob beide Hände hoch, als sie mich entdeckte.

»Endlich, Herr Arnold, ich suche Sie schon im ganzen Haus.«

»Aha«, entgegnete ich und glaubte die Sekretärin unseres Primararztes zu erkennen, die meine Anstellungspapiere ausgestellt hatte. »Was kann ich …?«

»Unser Chef möchte Sie noch kurz sprechen«, sie nahm meinen Arm und zog mich die Treppe ins nächste Geschoss hinauf. »Na,

Sie Armer! Das ist vielleicht ein Beginn! Bekommen Sie jetzt nur keinen falschen Eindruck von unserer Station, normalerweise ist es hier ruhig und die Patienten sind alle sehr nett. Ich bin ja auch noch nicht so lange da, aber ich hab so etwas noch nie …«

So ging es weiter, die ganze Treppe hoch und den ganzen Korridor entlang. Ich blendete die Stimme einfach aus, was mir nicht schwerfiel, denn ich musste höllisch auf die Stufen achten, die hier anscheinend ganz unterschiedliche Höhen hatten.

Das Büro des Chefarztes kannte ich bereits; es war ein schmuckloser, unsympathischer Raum mit den typischen, alten Krankenhausmöbeln. Der Chef selbst, ein etwa 50-jähriger dicker Herr mit einer Stirnglatze und einem grauen Haarkranz, trug ein weißes Hemd mit einer unmodernen Streifenkrawatte und darüber den üblichen weißen Ärztekittel mit einigen Kugelschreibern in der Brusttasche.

»Ja, normalerweise bin ich nur für die Ärzte zuständig, denn ihr Chef ist ja der Pflegedirektor. Ja, aber in so einem Ausnahmefall, da wollte ich trotzdem gerne mit Ihnen kurz sprechen …«, meinte er, während er in einer Lade kramte. »Ja, ob alles in Ordnung ist und so.«

»Danke, es geht schon.«

»Ja, wo Sie doch erst gekommen sind und sich noch gar nicht einleben konnten«, wiegte er den Kopf. »Ja, und dann gleich so ein Erlebnis – furchtbar nicht?«

»Ist schon gut, Herr Professor, jeder geht eben seinen Weg.« Was sag ich denn da?, dachte ich bei mir.

»Ja, ja! Aber bitter ist es trotzdem. Wie geht es Ihnen denn jetzt?«

»Ich weiß nicht? Gut, denke ich.« Ich bemühte mich, ganz korrekt zu wirken und mich gerade zu halten, obwohl mir allmählich ziemlich schwindlig zu werden begann.

»Ja, aber Sie sehen ja aus, als ob Sie einen Stock verschluckt hätten, so sitzt Ihnen der Schreck noch in den Knochen.« Er war mit dem Kramen in der Lade fertig und hob mit einem freundlichen

Seitenblick auf mich eine Whiskey-Flasche hoch. »Ja, dann schauen wir einmal, dass wir Sie ein wenig lockerer bekommen …« Er schenkte ein, diesmal nur mir.

»Für mich ist es noch zu früh«, meinte er entschuldigend.

»Für mich auch«, versuchte ich abzulehnen.

»Ja, ja, ich weiß, es ist verboten und soll auch nicht zur Gewohnheit werden. Aber jetzt einmal hinunter damit, junger Freund, ja und dann möchte ich einmal sehen, ob es Ihnen nicht gleich viel besser geht.«

Widerstandslos kippte ich das Glas. Seine wiederholten *Jas* zerrten an meinen Nerven.

»Ja, zwölf Jahre alt, das bringt etwas in Bewegung, wenn man das so salopp formulieren darf.«

Zwölf? Ich bin sechsundzwanzig, wollte ich eigentlich darauf sagen, hielt es aber zurück, da ich nicht mehr ganz sicher war, ob dies die passende Bemerkung gewesen wäre.

Nach einem weiteren Glas vom Zwölfjährigen entließ er mich. Ich schaffte es gerade noch bis zur Toilette, wo die bunte Mischung aus billigem Brandy, französischem Cognac und dem alten Whiskey spontan aus mir hinausdrängte. Ich fühlte mich so, wie die braune Brühe roch. Die Klomuschel drehte sich immer wieder von mir weg, manchmal hatte ich das Gefühl, sie wäre über mir. Wie ich nun nach Hause kommen sollte, obwohl ich es nicht einmal ohne Mühe schaffte, von den Knien hochzukommen, war mir schleierhaft.

Schwer an der Wand tastend – nun verstand ich, warum diese mit leicht abwaschbarer Kautschukfarbe gestrichen war –, schleppte ich mich tapfer bis zum Ausgang. Die anderen Schwestern und Pfleger kannten mich noch nicht und hielten mich sicherlich für einen alkoholkranken Patienten auf Morgenspaziergang. Einige von ihnen klopften mir sogar freundschaftlich auf die Schulter und gaben mir den Rat, mein Zimmer aufzusuchen. Vor dem Spital gab es einen Taxistandplatz; der dritte Fahrer nahm sich schließlich ein Herz und ließ mich einsteigen.

So endete der erste Tag in meinem Traumjob mit dem Vollrausch eines erklärten Antialkoholikers. Viele Selbstmörder würde ich beruflich nicht ertragen können, das stand nach dieser Nacht fest. Zu meinem Glück war Sylvie zu Hause, denn ich hatte meine Jacke mit Geld und Ausweisen in der Garderobe des Spitals hängen lassen. So musste sie im Morgenmantel auf die Straße herunterkommen und ihren schwer betrunkenen Mann auslösen. Sylvie hatte keine wirklich große Freude mit der ganzen Sache, das konnte ich trotz meines Zustandes noch erkennen.

»Sind S' trotzdem nett zu ihm«, sagte der Taxler leise und beschwichtigend zu ihr, »ich weiß ja nicht, was los war, aber Ihr Mann hat d'letzte Nacht sogar oben in der Psychiatrie verbringen müss'n …«

Er wusste nicht, wie recht er damit hatte.

2

Pompe funèbre: Ein Begräbnis macht noch keine Leich

Die Wolken standen dicht an dicht und es setzte der erste Regen ein – Wien hüllte sich in Grau an diesem frühen Novembernachmittag. Auf den Steinsockeln der Gräber am Wiener Zentralfriedhof, der größten Bestattungsstelle Europas, begannen schon kleine Pfützen zu stehen und die Krähen plusterten ihr Gefieder auf, zogen den Kopf ein wenig tiefer und richteten sich auf eine ungemütlich feuchte Nacht ein.

Über einer der Hauptstraßen, die das riesige Areal durchzogen, kam gemessenen Schritts ein Leichenzug und bog in einen Seitenweg ein. Er kam nicht von der Aufbahrungshalle, denn diese lag genau am anderen Ende der Straße, aber wer wusste schon so genau, wie das Bestattungsunternehmen die Wegstrecke festgelegt hatte, wer abzuholen war oder ob ein bestimmtes Ritual erfüllt werden musste. Am Zentralfriedhof ist man jedem Sonderwunsch und allen Konfessionen aufgeschlossen.

Das einzige Auffallende war, dass der schmale Sarg auf dem Transportwägelchen nur von zwei Sargträgern geführt wurde, anstatt von vier, wie es normalerweise üblich gewesen wäre, und dass der Leichenzug dahinter auch nur aus drei Personen bestand. Dennoch nahm keiner der vorübereilenden Friedhofsbesucher dies tatsächlich wahr, denn die Schirme waren aufgespannt, die Mantelkrägen hochgeschlagen und außer den prachtvollen Promibestattungen und den Staatsbegräbnissen gab es hier auch viele stille Heimgehungen und sogar einige wirkliche Armengräber.

Außerdem erledigte der große der beiden Sargträger, der mit den wuchtigen Pranken, die Arbeit notfalls sicher auch alleine.

Auf dem Sarg, der mit einem schwarzen Tuch abgedeckt war, thronte ein schwarzes, leeres Drahtgestell. Auch sonst gab es keinen Schmuck, keine Schleife und auch keine Blumen oder Gestecke. Die Teilnehmer an dieser kargen Prozession hatten die Köpfe gesenkt und gingen mit ernsten Gesichtern – und sie kamen geradewegs auf mich zu.

Wie angewurzelt stand ich am Rand des Seitenwegs, halb verdeckt durch die Kopfsteine der schier endlosen Grabreihe, und blickte entgeistert auf den kuriosen Zug. Ich hätte es nicht geglaubt, würde ich es nicht mit eigenen Augen gesehen haben. Den kleinen Kranz aus weißen Nelken hatte ich noch immer in der Hand.

*

Der Morgen des Tages war eigentlich wie immer gewesen. Ich verschlief, wie leider oft in der letzten Zeit, da mich die vielen Nachtdienste – in der Grippezeit vermehrten sie sich für die noch Gesunden drastisch – ziemlich schlauchten. (Der Wiener Ausdruck für den morgendlich lustlosen Zustand des Nicht-wollen-aber-leider-doch-Müssen.)

Sylvie weckte mich mehrmals sanft und als dies keinen Erfolg brachte, riss sie mir einfach die Decke weg mit der Drohung, sie würde mich auf der Stelle verlassen, wenn ich nicht aufstünde.

»Habe ich dann wenigstens meine Ruhe?«, knurrte ich, was sie mit einem Grinsen überhörte. Sie hatte gut reden, dachte ich, war sie doch ein ausgesprochener Morgenmensch. Um halb sechs Uhr früh nicht nur wach, sondern auch fröhlich zu sein überstieg meine Vorstellungskraft bei Weitem. Darin war sie das genaue Gegenstück von mir – so hatte ich mir den Satz des Standesbeamten »aus zwei Hälften werde ein Ganzes« bei der Trauung nicht vorgestellt.

Eine halbe Stunde später saß ich, nach zwei Tassen Kaffee und Schnittlauchbrot, im Bus und fuhr zur Arbeit. Eigentlich wäre es mein freier Tag gewesen, aber aufgrund der Unterbesetzung auf der Station musste ich vormittags Dienst tun. Wenigstens nur bis zwölf, dachte ich und schaute auf die Uhr. Sie zeigte noch gnadenlos zehn vor sieben.

*

Der Dienst war eigentlich recht angenehm; wir hatten nur einen Neuzugang, der freiwillig gekommen war, auf die Untersuchung bei einem unserer Psychiater wartete und keine Probleme machte. Bis mittags um halb zwölf ging es also locker dahin. Ich war in Gedanken schon am Nachhauseweg, da geschah etwas Merkwürdiges.

»Arni«, rief Schwester Melanie nach mir. So nannte man mich mittlerweile, denn auf der Station waren die meisten vom Pflegepersonal per Du und auch der Ton zwischen uns war sehr familiär.

»Bitte?«

»Kannst du einmal schauen, da ist ein Lieferant beim Portier mit einem Paket für den Braunsteiner.«

»Du meinst den Patienten?« Ich wunderte mich, denn normalerweise bekamen unsere Patienten keine Pakete.

»Ja!«

Ich fuhr kopfschüttelnd hinunter zur Pforte. Dort stand tatsächlich ein Mann von einem Kurierdienst mit einer großen, braunen Kartonschachtel. Er diskutierte gerade mit unserem Pförtner, der bereits ungeduldig mit der Hand wedelte, da der Kombi des Boten die Einfahrt blockierte.

»Endlich«, sagte er, als ich nach dem Paket fragte. »Ich muss hier dringend wegfahren. Sind Sie Herr Franz Braunsteiner?«

»Nein, aber ich kann das übernehmen, er ist unser Patient. Ich leite es dann gleich weiter.«

Er schob mir eilig die Schachtel und einen Stift hinüber, ich quittierte den Empfang und fort war er. Ich ging zurück zum Lift und wog das Paket in der Hand. Ziemlich leicht für die Größe, dachte ich und öffnete den Deckel, der die Aufschrift einer Blumenhandlung trug und nur mit einem Klebband auf einer der Seiten fixiert war. Ein Kranz!? In dem Karton lag ein kleiner Kranz, gesteckt aus weißen Nelken.

»Der Braunsteiner hat einen Kranz bestellt, was macht er denn damit?«, wollte ich von Melanie wissen.

»Einen Kranz?«

»Ja, aus lauter weißen Nelken.«

»Der wird aber verwelken, denn der Braunsteiner ist heute nicht da.«

»Hätte er denn nicht Gruppengespräch?«

»Ja schon, aber er ist nicht gekommen. Heut ist anscheinend überhaupt Ausgehtag, den Alex haben wir auch schon gesucht, aber der versteckt sich sicher wieder wo. Du musst den Kranz eben einwässern.«

Melanie machte sich anscheinend nicht weiter Gedanken darüber und verschwand im Aufenthaltsraum. Wir waren eine offene Station für minderschwere Fälle und Menschen, die, wenn sie medikamentös gut eingestellt waren, ein fast normales Leben führen konnten und – abgesehen von ihren Ticks und Zicken – nicht weiter auffällig waren. Einige arbeiteten tagsüber und kamen nur zum Schlafen ins Krankenhaus, andere wiederum wohnten in sozialen Einrichtungen und kamen dafür tagsüber auf die Station, um ihre Therapien zu absolvieren oder um einfach Gesellschaft zu haben. So ein Tagespatient war auch Herr Braunsteiner.

Es wunderte also niemanden, wenn er einmal ausblieb – er war wahrscheinlich anderweitig beschäftigt. Nicht so bei Alex, unserem Riesen mit der Fistelstimme, der war stationär, aber durch sein kindliches Gemüt spielte er gerne Verstecken, saß oft stundenlang in einem der Abstellräume und wartete geduldig, bis wir ihn fanden.

Trotzdem machte mich die Sache stutzig und unruhig. Der Schock meiner ersten Nacht auf der Station fiel mir wieder ein – war der Braunsteiner am Ende auch suizidgefährdet und war der Kranz für seine eigene Aufbahrung gedacht? Ich stellte den Karton auf einen Tisch im Bereitschaftszimmer, nahm den Kranz heraus und fand darunterliegend ein Kuvert. Es war ein Lieferschein der Blumenhandlung, auf dem zwar oben der Name und die Adresse des Krankenhauses standen, darunter jedoch, etwas kleiner und vorher durch den Kranz verdeckt, die Zeile: Lieferung Zentralfriedhof – Tor 3. Das hatte der Botendienst offensichtlich übersehen und das Paket irrtümlich zu uns ins Krankenhaus geliefert.

Mir kam das ziemlich eigenartig vor. Der Braunsteiner war nicht da und hatte überdies für heute einen Kranz zur Lieferung auf den Zentralfriedhof bestellt? Ich beschloss, ohne viel Aufhebens auf der Station zu machen, zum Friedhof zu fahren – ich war nachmittags sowieso dienstfrei.

*

Und nun, nachdem mich das Taxi bei Tor 3 ausgeladen hatte und ich ziellos durch den Friedhof geirrt war, traf mich unvermutet der Anblick des in den Seitenweg einbiegenden Leichenzuges. Vorneweg ging riesig Alex, daneben ein schmächtiger junger Mann, den ich nicht kannte. Die beiden schoben den Wagen mit dem Sarg darauf. Dahinter der Franz Braunsteiner, eingehängt in eine ältere Frau – ich erinnerte mich dunkel, sie schon einmal auf einer anderen Station des Krankenhauses gesehen zu haben. Als Letzter des Zugs, wie das fünfte Rad am Wagen, schritt Paul. Fassungslos schaute ich die Prozession an.

Der Braunsteiner hatte mich gesehen, löste sich aus der Gruppe, kam zu mir an die Seite.

»Das freut mich, Herr Arnold, dass Sie auch hier sind.« Er zeigte auf den Kranz, den ich noch immer hielt. »Ist er doch noch gekommen!«

»Er wurde auf der Station für Sie abgegeben …«, sagte ich verdattert.

»Ach, diese Lieferfirmen«, meinte er nur und verdrehte die Augen. Dann nahm er den Kranz, ging zurück zum Leichenzug und steckte das Blumenarrangement auf das Drahtgestell am Sarg.

Der Zug war stehen geblieben und alle nickten freudig dankend zu mir herüber. Nun war die Trauerprozession anscheinend erst komplett. Ich hatte mich einigermaßen gefangen und ging zu der stehenden Gruppe. Braunsteiner deutete nach hinten.

»Schließen Sie sich an«, meinte er freundlich.

»Das werde ich nicht tun«, antwortete ich eindringlich und senkte meine Stimme, da die Vorübergehenden bereits schauten, was denn mit diesem Trauerzug los sei. »Können Sie mir bitte sagen, was Sie hier tun?«

»Wir suchen ein frisches Grab, um unsere Krankheiten einzugraben«, sagte er ernst.

»Waaas?« Ich traute meinen Ohren nicht.

Alex, unser Riese, kam zu mir und rieb sich die Hände.

»Nix mehr krank, wir machen alles wieder gut.« Seine hohe Kinderstimme überschlug sich fast vor Freude.

»Schon gut«, beschwichtigte ihn Braunsteiner, dann deutete er auf den Sarg und sie schoben den Wagen zwischen zwei größere Gräber, um etwas vor den Blicken der anderen Friedhofsbesucher geschützt zu sein. Er wendete sich wieder an mich. »Schauen Sie, ich zeig es Ihnen.«

Er nahm einen zusammengelegten Zettel aus seiner Tasche und faltete ihn auf. Es war ein kleines Plakat von einem Fortbildungsvortrag für Krankenpfleger und angehende Ärzte, mit dem ein prominenter Psychotherapeut einige Wochen zuvor bei uns im Spital war. Ich hatte den Aushang im Vorübergehen auch überflogen, dem Text aber keine nähere Beachtung geschenkt. Es ging darin um neue Techniken der Gesprächsführung, die mich nicht sonderlich interessierten. Unter dem Text mit der Ankündigung standen fett gedruckt noch zwei Zeilen, auf die Braunsteiner deutete. Dort stand:

Alte Probleme begraben heißt
offen sein für neue Wege!

»Und das möchten wir ja auch.« Braunsteiner klang feierlich. Er zog das schwarze Tuch von dem Sarg, der sich jetzt nur als eine längliche Kiste entpuppte, und schob den Deckel zur Seite. Ein ungeordneter Haufen Papier kam zum Vorschein.

»Was ist das?«, fragte ich.

»Alle unsere Befunde …«

»Weg mit krank«, freute sich auch Alex hinter mir.

Es dauerte fast eine halbe Stunde, bis ich es geschafft hatte, Braunsteiner und den anderen die Zeile zu erklären. Dann stellten wir das heimlich »ausgeborgte« Sargwägelchen mit Decke und Kiste zurück hinter die Aufbahrungshalle. Braunsteiner und die Frau, die sich nun als eine Patientin aus der Nebenstation vorstellte, packten die Befunde wieder in die Plastiktüten, in denen sie sie gebracht hatten, und wir machten uns gemeinsam auf den Weg Richtung Ausgang zur Straßenbahn. Davor nahmen sie mir noch das Versprechen ab, niemandem davon zu erzählen, das ich ihnen gerne gab.

»Das ist sehr freundlich von Ihnen«, bedankte sich Braunsteiner und alle nickten. »Sonst halten uns die anderen am Ende noch für verrückt.«

Nachdem es langsam zu dämmern begann, drängte Braunsteiner dringend zu raschem Gang, denn er wollte noch vor Einbruch der Dunkelheit in seiner Wohngemeinschaft, einer sozialen Einrichtung unweit der Klinik, ankommen. Er hatte Angst vor der Dunkelheit, Achluophobie in der Fachsprache, und vermied es nach Einbruch der Nacht außerhalb seiner hell erleuchteten Räume zu sein.

In der Straßenbahn kam Paul auf mich zu, er hatte die ganze Zeit über noch keinen Ton gesagt, und drückte mir die Hand.

»Gestatten Sie, Paul«, sagte er und war anscheinend schon wieder recht guter Dinge. »Paul heiße ich.«

Nur unser Riese Alex schaute zum Fenster hinaus auf den Friedhof, der langsam unseren Blicken entschwand, und weinte.

3

Milenas Weihnachtsüberraschung

Weihnachten stand vor der Türe und ich freute mich auf einige geruhsame Tage im familiären Kreis. Ich hatte am Sonntag vor dem Heiligen Abend meinen letzten Nachtdienst absolviert und mir danach bis Silvester Urlaub genommen. Nachdem ich noch kein stolzer Vater war – bei uns im Pflegeteam hatten Kräfte mit Kindern Vorzug bei der Ferienplanung –, grenzte es fast an ein Wunder, dass die eingereichte Freizeit durchgegangen war.

Sylvie hatte sich ebenfalls freigeschaufelt, was als selbstständige Werbegrafikerin kein größeres Problem darstellte, da die meisten Kunden ihre Firmen über die Feiertage ebenfalls schlossen.

Wir waren auf der Mariahilfer Straße, Wiens großer Einkaufsmeile, shoppen und soeben in eine Diskussion über das Weihnachtsgeschenk für meine Schwiegermutter vertieft, als mein Handy läutete oder, besser gesagt, meinen neuen Weihnachts-Klingelton »Jingle Bells« abspielte. Arglos und ohne auf das Display zu schauen, nahm ich das Gespräch an.

»Herr Arnold?«

Bei dieser Ansprache wusste ich sofort, dass es ein Fehler gewesen war. So nannten sie mich nur in der Klinik.

»Ja!?«

»Fein, dass ich Sie erreiche. Sind Sie in Wien oder sind Sie weggefahren?«

»Nein, ich bin hier …«, kam es spontan und unvorbereitet aus mir heraus.

Shit, zweiter Fehler, der sich gleich rächte, da mir Sylvie, die sofort wusste, was es geschlagen hatte, einen mittelschweren Stoß in meine Rippen versetzte, der mir beinahe die Luft nahm. Dabei machte sie große Augen und zog die Lippen zu einer herben Grimasse. Ihre Lippen formten die Worte: Bist du doooof??

Ich hob entschuldigend die freie Hand, um sie zu beruhigen, drehte mich weg und ging aus dem lauten Geschäft auf die Straße, wo es allerdings auch nicht ruhiger war.

»Ich habe schon befürchtet, Sie wären weg«, kam es aus der Leitung.

»Was gibt's denn?«

»Ich habe eine Riesenbitte«, die Stimme am Telefon wurde flehend, »ich rufe von der Geriatrie an, die Pflegedirektion hat mir Ihre Nummer gegeben.«

So schlecht ist es also mit unserem Datenschutz bestellt, dachte ich bei mir.

»Wir haben überraschenderweise zwei Krankenstände und ich kann unsere Leute nicht erreichen, da sie weggefahren sind.«

»Und, was kann ich da tun?« Ich versuchte, betont abweisend zu klingen.

»Na ja, ich mache jetzt gerade einen 24-Stunden-Dienst bis sieben Uhr abends und kann auch morgen früh wieder übernehmen. Nur für den Nachtdienst haben wir eine neue Kollegin, die kann ich nicht alleine lassen. Könnten Sie mir bitte nur für heute Nacht Bereitschaft machen, damit jemand anwesend ist? Es ist ein absoluter Notfall!«

»Ja, ich kenne doch die Station auch nicht«, versuchte ich mich herauszuwinden.

»Aber Sie kennen den Betrieb und sind der einzige erfahrene Pfleger, der irgendwie erreichbar ist.«

Erfahren, dass ich nicht lache, aber was sollte ich machen? Sylvie, die mir mittlerweile auf die Straße gefolgt war und mit dem Ohr an der Rückseite des Telefons mithörte, blies hörbar die Luft aus.

»Wär doch mal zu schön gewesen …«, flüsterte sie, nickte aber trotzdem einigermaßen verständnisvoll. »So fahr halt hin, du kannst sie jetzt nicht einfach im Stich lassen.«

»Also gut, meinetwegen«, sagte ich zu der Kollegin von der Geriatrie. »Ich komme dann um halb sieben.«

»Danke, mir fällt ein Stein vom Herzen, Sie sind ein wahrer Engel, ich …«

»Schon gut«, stoppte ich ihren Redefluss und legte auf. Ich war ziemlich sauer. Wir unterbrachen schweren Herzens unseren gemütlichen Einkaufsbummel und lenkten unsere Schritte heimwärts.

»Wenn du Dienst machst, fahre ich aber zu meinen Eltern, damit ich nicht den ganzen Abend allein zu Hause sitze.«

Großartig, das auch noch! Es bedeutete nämlich, sie brauchte das Auto. So gondelte ich eine Stunde später mit dem Bus in Richtung Krankenhaus.

*

Oberschwester Barbara, mit der ich telefoniert hatte, empfing mich freudig und mit müdem Blick.

»Ich bin froh, dass Sie hier sind, ich kann meine Augen schon nicht mehr offen halten. Ich bin bereits seit gestern Mittag hier und heute überdies den ganzen Tag alleine auf der Station gewesen.«

Sie führte mich kurz durch die Abteilung, die sich von unserer im Wesentlichen nur durch das Alter der Patienten unterschied.

»Sie werden sehen, unsere alten Herrschaften machen nachts gar keine Schwierigkeiten, stationär sind im Moment nur achtzehn und alle hervorragend auf ihre Schlafmittel eingestellt.«

Während sie mir den Dienst übergab, es war inzwischen schon kurz nach sieben, kam endlich auch die junge Kollegin hereingerauscht. Sie hieß Milena, war dreiundzwanzig und murmelte undeutlich eine Entschuldigung in Tiroler Mundart für ihr Zuspätkommen. Gleichzeitig wickelte sie sich aus einem endlosen bunten

Schal und einer Daunenjacke. Oberschwester Barbara, zu geschafft, um noch Zurechtweisungen auszuteilen, deutete nur auf mich.

»Herr Arnold hat Bereitschaft mit Ihnen, er wird sie einweisen, Nachtmahl für die Patienten ist erledigt, ihr braucht also nurmehr die Medikamente austeilen. Auf einen angenehmen Dienst, gute Nacht und alles Weitere morgen früh.« Damit ging sie hinaus und ließ uns zwei Greenhorns alleine.

Milena war ein hübsches Mädchen mit kurzen, dunklen Haaren, etwas schusselig in ihrer Art und redete wie ein Wasserfall – teils mit mir, teils mit verschiedenen Personen am Handy, die permanent anriefen. Privates Telefonieren während der Arbeit war strengstens untersagt, doch ich war schließlich nur für Notfälle hier und das war eindeutig keiner.

Während wir den Geschirrwagen in die Küche schoben und die schmutzigen Teller abräumten, plapperte mich Milena voll. Ich erfuhr, dass ihr Vater aus Serbien stammte, ihre Mutter jedoch aus Innsbruck kam, wo sie auch aufgewachsen war, was bereits ihre Sprache verriet. Dann mit achtzehn, nach bestandener Reifeprüfung, hatte sie spontan ihre Liebe für andere Menschen entdeckt, sich für einen Sozialberuf entschieden und gerade eben die Ausbildung zur Krankenpflegerin abgeschlossen. Nachdem es aber schwierig war, einen Job in einem normalen Krankenhaus zu finden, und sie auch gerne mit älteren Menschen arbeiten wollte, war sie schließlich hier gelandet. Ein wenig mache ihr die Psychiatrie zwar Angst, aber sie würde sich schon hineinfinden. Ja und privat, da sei sie nach zwei ziemlich chaotischen Beziehungen derzeit Single, sympathisiere in letzter Zeit mit den Grünen …

Spätestens hier blendete ich ab und ließ die Worte an mir vorbeirauschen. Ich mochte das Tirolerische gerne und hörte es wie eine ländliche Hintergrundmusik, während wir die kleinen blauen Plastikschuber mit den Medikamenten verteilten und ich mir danach Tee aufstellte. Ich beschloss, eine gemütliche Nacht zu verbringen und Milena den Dienst zu überlassen. Daher wollte ich mich bald ins Bereitschaftszimmer zurückziehen, die Zähne putzen …

»Was meinen Sie dazu?«, drang eine Frage von Milena zu mir durch.

»Die Zähne putzen?«, sagte ich etwas verwirrt, meinen letzten Gedanken laut wiederholend.

»Was?« Sie sah den Zusammenhang zu ihrer Frage nicht und ich hatte überhaupt keine Ahnung, wovon sie gesprochen hatte.

»Ich meine«, sagte ich schnell, um mir keine Blöße zu geben, schließlich war ich ja die erfahrene Kraft, »Sie müssen den Leuten morgen früh beim Zähneputzen helfen.«

»Aha, aber die meisten haben doch falsche Zähne, die sie nachtsüber in einem Glas am Nachttisch ablegen. Soll ich die dann reinigen?«

»Ja, genau das habe ich gemeint.«

»Gut, mache ich.«

»Ich lege mich jetzt nieder, wenn Sie etwas brauchen, ich bin im Bereitschaftszimmer.«

Ich merkte, dass sie etwas traurig war, ihren Ansprechpartner zu verlieren, aber im gleichen Augenblick klingelte ihr Handy wieder und ihr Redefluss ging ansatzlos auf elektronischem Wege weiter.

*

Als ich am nächsten Morgen wunderbar erholt – ich hatte abends noch gelesen und dann volle achteinhalb Stunden durchgeschlafen – kurz nach sechs Uhr in die Stationsküche kam, saß Milena in bester Laune bei Löskaffee mit Butterbrot und beendete soeben ein Telefonat – wobei ich mich fragte, ob das wohl noch das Gespräch vom Vortag war.

»Ich habe schon viel gemacht«, strahlte sie, »die Leute geweckt und die Medikamente ausgeteilt, bis aufs Frühstück ist alles fertig.«

»Wunderbar«, freute ich mich über die Arbeitsersparnis und nahm mir auch eine Tasse heißes Wasser mit zwei großen Löffeln Löskaffee.

»Machen Sie mir bitte einen mit?« Oberschwester Barbara stand in der Türe, pünktlich auf die Minute und um vieles frischer als gestern.

»Natürlich, gerne …«

»Ich mach schon«, unterbrach mich Milena, die bereits nach einer weiteren Tasse griff.

Wir saßen noch eine Weile und berichteten, dass es eigentlich nichts zu berichten gab.

Milena übergab mit kurzen Statements zu zwei Patientinnen, die in der Nacht über Schmerzen geklagt und von ihr noch ein zusätzliches Mittel erhalten hatten, den Dienst zurück an die Oberschwester.

»Keine weiteren Vorkommnisse«, machte ich mich auch kurz wichtig und war froh, bald nach Hause zu Sylvie zu kommen.

»Kann ich weg?« Milena sah auf die Uhr, es war Punkt sieben, und wickelte sich wieder in ihren Schal.

»Ja, danke«, meinte Barbara, »gute Arbeit!«

»Kommen Sie auch?«, fragte mich Milena.

»Nein, gehen Sie nur, ich helfe Schwester Barbara noch schnell, das Frühstück auszuteilen.«

»Na gut, dann bis bald einmal«, sagte sie fröhlich und wollte abrauschen, drehte sich an der Türe aber nochmals zu mir um. »Die Zähne der Patienten hab ich gereinigt, wie Sie gesagt haben. Sie stehen im Bad. Ciao.« Weg war sie.

»Schusselig, aber nettes Mädel«, nickte ihr Barbara hinterher.

»Und redet viel«, ergänzte ich.

»Die Arbeit macht sich nicht von selbst. Also holen Sie bitte den Frühstückswagen, ich bringe den Leuten die Beißerchen.« Die Oberschwester stand auf. »Übrigens, gute Idee, unseren Herrschaften die Zähne einmal ordentlich zu säubern.«

Arglos ging ich Richtung Stiegenhaus, wo in einer Nische hinter dem Eingang die Essenwagen abgestellt waren. Ich hatte sie noch nicht erreicht, als aus dem Stationsbad ein verzweifelter Aufschrei kam.

»Herr Arnold ...!!«

Ich machte auf dem Absatz kehrt und rannte zum Bad, ohne die geringste Ahnung, was diesen Schrei ausgelöst haben könnte. Als ich jedoch die Türe aufstieß, traf mich der Anblick mit voller Wucht. In einer großen Waschschüssel, die fast zur Gänze mit Desinfektionsflüssigkeit gefüllt war, lagen die Gebisse aller Patienten durcheinander auf einem Haufen und füllten die Schale mit weißen Kunststoffzähnen und rosa Kieferplatten bis zum Rand. Fassungslos starrte ich auf Oberschwester Barbara, die mir das Malheur mit ausgestreckten Armen entgegenhielt.

»Ja, seid's ihr denn wahnsinnig geworden?«, stammelte sie. »Was machen wir denn jetzt?«

Ich probierte nun in Windeseile, die Prothesen zumindest der Größe nach und ansatzweise nach männlich oder weiblich zu sortieren, wobei es vielerlei Täuschungen gab, während aus den Zimmern bereits mehrere erboste Rufe nach dem fehlenden Eigentum kamen. Barbara versuchte, so gut es ging, beruhigend zu wirken, und teilte inzwischen das Frühstück aus. Die Hungrigen begannen es bereits zahnlos hinunterzuwürgen, als wir schließlich das Versehen offenbaren mussten und die Gebisse feinsäuberlich auf zwei Serviertabletts zum allgemeinen Probieren herumreichten.

Es dauerte fast eine volle Stunde, bis jeder mit dem, was er im Mund hatte, halbwegs zufriedengestellt war. Auf erboste Zurufe, wie »Aua, viel zu eng« oder »Ich bekomm's nicht rein«, reagierte Barbara nur mit einem knappen Fingerzeig auf mich und ihr Blick erzählte mir genau, was sie ab nun über mich dachte.

*

»Na, du kommst aber spät, gab's irgendwas?«, interessierte sich Sylvie, die ich in dem Tumult vergessen hatte anzurufen, als ich zu Mittag nach Hause kam.

»Das willst du gar nicht wissen«, antwortete ich, erzählte es ihr aber trotzdem und konnte ihr amüsiertes Lächeln damals noch gar nicht einordnen.

Wochen später traf ich zwei der Patientinnen aus der Geriatrie, die mit ihren Rollatoren an mir vorbeigingen und mich trotz meines freundlichen Grußes keines Blickes würdigten.

Ein Gutes hatte es allerdings, *Persona non grata* zu sein, denn nachdem sich die Sache durch Oberschwester Barbara herumgesprochen hatte, wurde ich als nächtlicher Einspringer in der nächsten Zeit eher gemieden.

4

Rostock

Rostock war mittelgroß, untersetzt, etwa Ende vierzig und hatte schütteres dunkles Haar, das an den Schläfen allmählich grau zu werden begann. Wie es sich für einen Offizier der alten Schule geziemte, war er immer wie aus dem Ei gepellt, wenn er aus seinem Zimmer kam. Das geschah nur recht selten, da er sich von den anderen Patienten oft missverstanden fühlte. So verbrachte er die meiste Zeit in seinem Zimmer und hörte mit voller Lautstärke klassische Musik – zumeist Barockkantaten.

»Das beruhigt vor einer Schlacht«, pflegte er auf erboste oder bittende Zurufe von draußen zu kontern, ohne jedoch den Schallpegel wesentlich zu senken.

Eigentlich hieß Rostock schlicht Hans Weber und war ein ehemaliger Angehöriger der deutschen Bundeswehr. Trotz seiner fast fünfundzwanzig Dienstjahre, die er als beamteter Berufssoldat im Büro eines Heeresamtes verbrachte, bevor ihn seine Krankheit in den Vorruhestand zwang, hatte er es nur bis zum einfachen Unteroffizier gebracht. Ein lächerlicher Rang, betrachtet man die lange Dienstzeit, was jedoch sicher schon damals an zunehmender Eigenbrötlerei, ansatzlosen Wutanfällen und seiner bizarren Interpretation deutscher Geschichte lag.

Nach seiner Zwangspensionierung war er zunächst zu seiner Tochter nach Wien übersiedelt und – als diese sich nicht mehr zu helfen wusste – in die stationäre Obhut unserer psychiatrischen Klinik gekommen.

Bei uns auf der Station erhielt er schließlich auch seinen Spitznamen, da er stets felsenfest behauptete, er habe an der Spitze des Landsturms im November 1918, gegen den erbitterten Widerstand des mecklenburgischen Großherzogs, Rostock eingenommen. Als ein in der Literatur über den Ersten Weltkrieg Belesener zitierte er stets auswendig Fakten der Vorgänge, die seine Schilderungen untermauerten, aus historischen Texten. Damit wischte er Gegenargumente mit leichter Geste vom Tisch und erreichte eine verblüffende Authentizität.

Und so kam er eben gelegentlich, immer mit Bedacht auf einen entsprechenden Auftritt, im dunkelblauen Marine-Blazer mit Goldknöpfen aus seinem Zimmer, zupfte am dünnen Oberlippenbart und ließ sich herab, von der großen Zeit zu erzählen. Dabei spickte er die Darstellung mit seinen Leistungen als Kriegsheld, was viele unserer männlichen Patienten beeindruckte, und mit amourösen Anekdoten aus der Zeit in der Etappe, womit er wieder bei den Frauen punktete. Somit lebte sich Rostock sehr rasch bei uns ein und war, abgesehen von seinen häufigen Wutanfällen, wenn er wieder einmal die Medikamente verweigerte, ein angenehmer und auch verlässlicher Mitmensch.

Rostock war *mein* Patient, das bedeutete, ich war seine hauptsächliche Vertrauensperson. Jeder vom Pflegedienst auf unserer Station – wir waren zwölf, acht Pfleger und vier Schwestern – war für zwei der dreiundzwanzig stationären Patienten hauptverantwortlich. Außer mir, denn nachdem ich der jüngste Pfleger war, hatte ich nur Rostock zugeteilt bekommen. Für mich traf sich das ausgezeichnet, da ich seine Art, bildhaft zu erzählen, wirklich mochte und auch sein Faible für klassische Musik teilte.

*

»Sollen wir Rostock auch wieder fragen?« Eine meiner Kolleginnen bei der wöchentlichen Teambesprechung war unsicher. Mittlerweile wurde das Wetter schon frühlingshaft warm. Nach der folgenschweren Zahngeschichte waren die Monate wie im Flug vergangen. Wir planten bereits unseren Betriebsausflug, so die interne Bezeichnung der jährlichen Kulturfahrt für Patienten, eine Beschäftigungstherapie, die das Gefühl der Gemeinsamkeit stärken und einem Lagerkoller vorbeugen sollte.

»Ich denke schon und große Schlachten sind doch genau sein Thema«, antwortete Oberschwester Hilde, unsere leitende Stationsschwester, die wie immer die Fahrt selbst organisierte, mit Augenzwinkern. Für heuer planten wir nämlich eine Busfahrt an der Donau zu den alten römischen Anlagen entlang des damaligen Limes, des Walls gegen die anrückenden Germanen, mit anschließendem Besuch des Römermuseums in Tulln bei Wien.

»Das stimmt«, warf ich ein, »nur letztes Jahr hatte er eine Teilnahme am Ausflug doch strikt abgelehnt, wie ich im Protokoll gelesen habe.«

»Ja, weil er direkt davor den großen Streit mit dem Franzl hatte, aber der ist sicher längst vergessen und wir müssen die beiden halt beschäftigen.«

Franzl, das war mein alter Bekannter Franz Braunsteiner, der zwar nur in Tagesbetreuung war und die Nächte in einer sozialen Wohngruppe verbrachte, aber trotzdem bei den Betriebsausflügen der Stationären mitfuhr. Dafür sorgte sein freundschaftliches Verhältnis zur Stationsschwester – sie waren per Hildchen und Franzl, was schon des Öfteren zu wilden Spekulationen Anlass gegeben hatte.

*

»Und *der* ist auch wieder dabei?« Rostocks Frage klang mehr wie eine Feststellung, als ich mit ihm am nächsten Tag über den Ausflug sprach, und ich wusste sofort, wen er damit meinte.

»Ich denke schon«, sagte ich und hob entschuldigend die Arme. »Sie wissen ja, der Wunsch unserer Oberschwester …«

»Pah, Hildchen«, brauste er ansatzlos auf und fuhr in die Höhe, »die blonde Kuh möchte mir schon wieder einen Tag versauen!«

»So meint sie es wirklich nicht.«

»Und ob sie es so meint«, ereiferte sich Rostock weiter, »das weiß ich genau. Ich bin vielleicht verrückt, aber nicht blöd!«

»Herr Weber, ich bitte Sie«, versuchte ich beruhigend auf ihn einzuwirken und verwendete im direkten Gespräch mit ihm natürlich seinen richtigen Namen. Genauso unvermittelt setzte er sich ruhig wieder und strich sich über seinen Schnurrbart.

»Gut, danke, dann aber ohne mich!«

»Herr Weber, es wäre aber uns allen wichtig, dass Sie auch mitkommen. Wir fahren diesmal entlang der Donau nach Tulln und dann ins Museum, da gibt es die alten römischen Kastelle und Kasernen zu sehen, die wuchtigen Verteidigungsanlagen …«, versuchte ich, ihn mit seinem Lieblingsthema zu ködern.

»Lächerlich, die Befestigungen waren den mecklenburgischen weit unterlegen«, sagte er wegwerfend. Trotzdem hörte ich in seiner Stimme ein aufkeimendes Interesse. Ich schilderte ihm die Fahrt in näheren Details, und als ich bemerkte, dass er begann, unschlüssig zu werden, spielte ich meinen lange überlegten Trumpf aus.

»Also geben Sie sich einen Ruck, es wird sicher spannend und wir brauchen jemanden, der uns versiert über korrekten Bau, Funktion und Wirkungsweise der Stellungen Auskunft geben kann.«

Das traf.

»Dann bringen Sie mir zumindest eine Karte von dem Gebiet und die Organisationsmappe mit der Route, wenn ich denn die Führung übernehmen muss«, sagte er knapp und militärisch. »Es soll mir niemand nachsagen, ich hätte meine Hilfe verweigert!«

*

Drei Wochen später hielt der Bus an einem strahlenden Montagmorgen im Mai vor der Klinik. Braunsteiner, der von draußen kommend schon früher vor dem Tor gewesen war, saß bereits im Bus, am Platz des Reiseleiters in der ersten Reihe, als wir anderen auf die Straße kamen.

»Bitte sprechen Sie mit ihm, dass er weiter hinten Platz nimmt«, raunte ich Oberschwester Hilde ins Ohr. »Ich habe Rostock, ich meine Herrn Weber, die Reiseleitung anvertraut. Sonst wäre er nie mitgefahren.«

Sie antwortete nicht, stieg aber als Erste in den Bus und deutete auf Braunsteiner.

»Komm, Franz, setzen wir uns nach hinten, da ist es um vieles bequemer«, sagte sie dazu und zog ihn mit sich in den Bus hinein.

»Haben Sie das gesehen?« Rostock, der hinter mir gegangen war, zeigte mit dem Finger auf seinen Lieblingsfeind. »Keine Ahnung von der Sachlage, aber die erste Reihe besetzen.«

*

Der Bus rollte gemächlich durch die sonnigen Donauauen und Oberschwester Hilde griff einige Male zum Mikrofon für Reiseleiter und erzählte, unterstützt von längeren Fachbemerkungen Rostocks, einige Dinge über den Konflikt der Römer gegen die Barbaren im Norden und die Grenzstationen am Fluss, was sie aus einem Reiseführer herauslas. Die meisten unserer Teilnehmer sahen eher gelangweilt aus dem Fenster auf die vorbeiziehende Landschaft, genossen die warme Frühlingssonne durch die großen Fensterscheiben oder waren überhaupt bereits eingenickt.

Die Fahrt verlief problemlos, ich blickte immer wieder nach hinten zu Braunsteiner, der, wenn Hildchen sprach, aufmerksam zuhörte und beifällig nickte. Bei Rostocks Kommentaren hingegen nahm er mit einer gelangweilten Geste eine Zeitung vom Nebensitz und blätterte auffällig und geräuschvoll durch die Seiten. Rostock störte das nicht im Mindesten, ja er hörte es wahrscheinlich gar nicht, so sehr war er in seinem Element. Ich war froh, ihn zur

Mitfahrt überredet zu haben, denn zwischen den Details zu der Planung von Wehranlagen und der fachkundigen Erläuterung römischer Waffentechnik blühte er richtig auf.

*

Die kleine Unachtsamkeit, die passierte und die mir zunächst überhaupt nicht auffiel, geschah beim Mittagessen. Der Bus machte Punkt zwölf Uhr vor dem ländlichen Gasthaus in der Nähe des Donauufers halt, wo wir ein Extrazimmer reserviert und zwei Menüs zur Auswahl vorbestellt hatten. Braunsteiner und Rostock hielten wir bewusst auseinander, doch als sich schließlich – nach allgemeinem Sesselrücken und mehrfachem Platztauschen – die Gruppe beruhigte, saßen die beiden zwar an getrennten Tischen, aber genau Rücken an Rücken.

»Welche Ehre für uns, in der Offiziersmesse speisen zu dürfen«, platzte es aus Braunsteiner heraus, als er nach der Suppe Rostock hinter sich bemerkte.

»Personal hat beim Essen überhaupt nicht zu sprechen«, konterte dieser trocken im Befehlston.

Braunsteiner war im Allgemeinen, außer seinen krankhaften Phobien – der großen Angst vor Enge und Dunkelheit –, ein gut angepasster Charakter, nicht aber wenn es Rostock betraf. Aus kleinen Verhältnissen stammend und rein pragmatisch denkend, ärgerte er sich immer über dessen vermeintliche Großspurigkeit, was ihn zu ständigem Sticheln herausforderte, das dann meist eskalierte.

Während des Essens beschäftigte ich Rostock also mit einigen Fragen über alte Katapulte und interessierte mich detailliert für die damalige Bauweise, während Oberschwester Hilde, die selbstverständlich den Platz neben Braunsteiner eingenommen hatte, die Runde am Nebentisch in ein Gespräch über Musik und Fernsehprogramm verwickelte. So gelang es uns leidlich, die beiden Streithähne etwas abzulenken. Nur einmal, als Hilde sich im Gespräch an Braunsteiner wandte und ihn um seine Meinung zum letzten Auftritt des bekannten Geigers David Garrett befragte, drehte sich Rostock kurz zu ihr um und deutete mit dem Daumen auf Braunsteiner.

»Von Musik versteht er nichts«, sagte er dazu knapp.

»Immerhin kann ich sie zumindest noch hören«, darauf Braunsteiner ungerührt, ohne Rostock auch nur anzusehen.

*

Zum finalen Disput der beiden, der sich nach dem Anfangsgeplänkel nun nicht vermeiden ließ, kam es auf der Rückfahrt vom Museum im Bus. Braunsteiner konnte es nicht lassen, immer wieder knappe, aber gezielte Bemerkungen Richtung der ersten Busreihe abzufeuern. Wie vorauszusehen war, landete man punktgenau – Rostock liebte es, darüber zu sprechen, und Braunsteiner brachte dieses Hirngespinst jedes Mal auf die Palme – bei der Eroberung Mecklenburgs im Ersten Weltkrieg. Diesmal ging es um die Frage, wie viele Soldaten man für ein Ziel opfern dürfe, und Braunsteiner behauptete, er hätte einfach alle geopfert.

» … denn lieber tot, als Ihnen in die Hände fallen!«, schloss er seine Bemerkung provokant.

»Jetzt machen Sie einmal einen Punkt. Glauben Sie denn, persönliche Gefühle haben Platz bei einer Eroberung?« Der Punkt, an dem Rostock zum Feldherrn seiner Truppen wurde, war wieder einmal erreicht. »Wo hätte das denn hingeführt? Auf unserer Seite war der gesamte Volksaufstand und Friedrich Franz von Mecklenburg befehligte die offiziellen Truppen, das wäre ein noch nie da gewesenes Gemetzel geworden. Da bin ich nur froh, dass ich statt Ihnen einem kultivierten Feind gegenüberstand, der klug genug war abzudanken, bevor Schlimmeres geschah.«

»Ah, lobende Worte vom Streiter des Volkes über den adeligen Widersacher!«, stichelte Braunsteiner unverzagt weiter.

»Auf jeden Fall. Er war eben noch ein gebildeter Gegner, der wusste, wofür er stand, nur eben zufällig auf der falschen Seite. Die Welt ist nicht nur schwarz-weiß, lesen Sie bei Gelegenheit einmal in den Geschichtsbüchern nach.« Rostock war nun bereits auf hundertachtzig. Ich versuchte, beruhigend die Hand auf seinen Arm zu legen. Doch schon kam Braunsteiners nächste Attacke.

»Was Sie sicherlich nicht brauchen, weil Sie ja alles selbst miterlebt haben«, war die neuerlich hämische Anspielung von hinten.

»Na, das will ich meinen«, funkelte Rostock zornbebend zurück, ohne mit der Wimper zu zucken. »Doch jemand wie Sie, der erst nach den großen Kriegen geboren wurde, kann die Sache in keinster Weise beurteilen.«

»Dann sagen Sie uns doch gefälligst, wann *Sie* geboren sind?«, tönte es gehässig zurück. »1880 oder vielleicht 1870 oder waren Sie am Ende schon bei Cäsars Ermordung dabei?«

Das hätte Braunsteiner besser nicht gesagt. Rostock war bis ins Innerste getroffen. Er streckte sein Rückgrat auf die vollen einhundertzweiundsiebzig Zentimeter und warf den Kopf in den Nacken.

»Das ist doch lächerlich und tut hier nichts zur Sache. Bei historischen Persönlichkeiten geht es nicht um Geburtsdaten, sondern darum, was sie geleistet haben«, donnerte er durch den Autobus.

Ja, das war ein Auftritt, mindestens eines Generals würdig. Ich meinte aber, ein unmerkliches Grinsen auf seinem Gesicht zu sehen, als er dann etwas leiser, jedoch mit deutlich bedrohlichem Ton fortfuhr: »Und jetzt halten Sie den Mund, sonst kommen Sie zu Hause in die Dunkelkammer im Keller. Wer weiß, wer dort bereits auf Sie wartet!«

Braunsteiner zuckte in seinem Sitz zusammen, verstummte augenblicklich, wurde blass im Gesicht und seine Augen begannen unruhig hin und her zu wandern. Die drohende Option von Dunkelheit und gleichzeitiger Enge waren eindeutig zu viel für seine Vorstellung.

Rostock ließ sich mit einer ärgerlichen Geste auf seinen Sitz zurückfallen, drehte sich zu mir um und tippte kopfschüttelnd mit dem Zeigfinger an seine Stirne.

»Verstehen Sie jetzt, wie schwer es ist, jemandem Geschichte zu vermitteln, der die Zeit nicht miterlebt hat?«, fragte er mich dabei.

Die restliche Fahrt verlief ziemlich still, nur Oberschwester Hildchen versuchte, Braunsteiner damit zu beruhigen, dass es im Keller der Klinik keine dunklen Räume gäbe, schon gar nicht für Patienten.

5

Ein Stück Natur

Nachdem einige Tage vergangen waren, beruhigte sich die Stimmung zwischen den Kampfhähnen. Braunsteiner drückte sich beim Verlassen des Krankenhauses zwar noch immer dicht die Mauer des Flures entlang, um nicht Gefahr zu laufen, den Kellerräumlichkeiten zu nahe zu kommen, aber immerhin war er wieder dazu zu bewegen, das Haus zu verlassen.

Ganz abgeschlossen hatte er mit dem Thema seiner möglichen Verwahrung in geheimen, dunklen Räumen der Klinik sicher noch nicht, das erkannte ich an den Blicken, die er mir noch manchmal zuwarf.

»Sie haben keine Ahnung, was sich da unten im Keller befindet«, murmelte er dazu kaum hörbar und klammerte sich dabei noch etwas fester an das Stiegengeländer.

Und Rostock war wieder ganz in die selbst gewählte Einsamkeit seines Zimmers zurückgekehrt, aus dem die Bachkantaten in voller Lautstärke drangen.

*

»Wir sollten unten seitlich des Pavillons doch noch etwas machen, bevor der Sommer kommt. Sonst ist es nämlich zu spät«, meinte Oberschwester Hilde bei der wöchentlichen Teambesprechung, hob fragend die Augenbrauen und deutete mit ihren beiden Daumen rechts und links zu den Fenstern hinaus.

Damit war sie wie jedes Jahr, wenn die warme Jahreszeit vor der Tür stand, wieder bei ihrem Lieblingsthema angelangt, mit dem sie uns auch schon während der letzten Wochen genervt hatte. Es ging um die Begrünung der zwei Rasenstreifen, die unseren Pavillon von der Zufahrtsstraße auf der einen und von den Wirtschaftsgebäuden auf der anderen Seite abgrenzten. Nach dem Winter waren die beiden Seiten stets unansehnlich braun, die Erde schaute durch, und da sie die meiste Zeit des Tages im Schatten lagen, erholten sie sich von selbst auch nicht. Und Hildchen legte großen Wert auf ein gepflegtes Äußeres, bei Menschen und bei Häusern, pflegte sie zu sagen, so als würden wir keine anderen Sorgen auf der Station haben als die Begrünung.

»Welcher der Herren würde das übernehmen, bitte?«, insistierte sie. Insgeheim verdrehten wir alle die Augen.

»Ich glaube, der Paul war doch Gärtner früher, vielleicht könnte man mit ihm sprechen«, versuchte ich mich einzubringen, um die Sache von uns Pflegern abzuwenden. Dass dies ein Fehler war, stellte sich sofort heraus.

»Wunderbar, Arnold!«, tönte es sofort von Hildchens Seite. Ihre zwei Daumen wechselten schlagartig auf Zeigefinger und beide zeigten nun auf mich. »Sie nehmen das in die Hand, bravo!«

»Ich, ja …«, stotterte ich überrascht und bereute auf der Stelle meine unbedachte Äußerung.

»Sie sind der Richtige. Sie haben ja auch einen so guten Draht zu unserem Paul. Er soll das machen.«

Meine Kollegen in der Runde nickten sofort beifällig.

»Ja geht denn das?«, versuchte ich die Sache noch von mir abzuwenden.

»Wie meinen Sie?«

»Na, Patienten dürfen doch eigentlich keine Arbeiten verrichten, die in die Befugnis der Verwaltung fallen.«

»Außer …« Hildchens Stimme klang herausfordernd.

»Außer?«

»Als Ergänzung eines speziellen Programms im Rahmen der Therapie für den Kranken! Sehen Sie es also als Verordnung. Ich spreche noch mit unserem Oberarzt, dass Paul dringend ein Erfolgserlebnis und Bewegung braucht, und was wäre dazu wohl besser geeignet, als ihm eine Beschäftigung in seinem angestammten Beruf zu übertragen.«

Mit ihren mehr als zwanzig Jahren Berufserfahrung war mir Hildchen mit ihren Argumenten einfach überlegen, das musste ich neidlos anerkennen. Im Hinausgehen klopften mir zwei meiner Kollegen freundlich auf die Schulter, wobei mir das fiese, schadenfrohe Grinsen in ihren Gesichtern nicht entging.

*

»Das kann doch kein Problem sein«, meinte Sylvie später beim Abendessen, »wenn er früher einmal Gärtner war, wird er wohl ein kleines Stück Rasen anlegen können.«

»Es sind zwei Stücke Rasen und so wirklich klein sind sie auch nicht«, maulte ich zurück. »Und wenn er es nicht kann oder nicht dazu zu gewinnen ist, dann bleibt's wieder an mir hängen. Denn zwingen, es zu machen, kann ich ihn ja nicht. Unsere Oberschwester weiß das natürlich genau, nur hat sie die Sache jetzt auf mich abgeschoben.«

»Na, schlimmstenfalls hast du einmal für ein paar Tage eine vernünftige Freizeitbeschäftigung«, lachte Sylvie, was ihr von mir einen sanften Stoß in ihre Rippen eintrug.

Wir saßen in unserer kleinen Trattoria bei köstlichen Aglio e olio mit einer doppelten Portion Knoblauch und einem Glas Lambrusco. Was ich mir mit meiner vorlauten Bemerkung eingehandelt hatte, ahnte ich noch nicht, also genoss ich den gemeinsamen Abend und ließ es mir schmecken.

*

»Gestatten Sie, Paul«, sagte Paul und streckte mir zum dritten Mal die Hand hin. »Paul heiße ich.«

»Ja, gut«, sagte ich darauf ein wenig zu unfreundlich, da ich seit einigen Minuten versuchte, ihn in das Rasengespräch zu verwickeln, und er mir immer irgendwie entglitt. Es war nach dem Frühstück, und da er einen unbeschäftigten Eindruck gemacht hatte, dachte ich, der Zeitpunkt wäre günstig. Aber außer drei herzlichen Begrüßungen von seiner Seite hatte das Gespräch noch nichts gebracht. Ich atmete kurz durch und versuchte es ein letztes Mal mit einem betont sanften Tonfall.

»Ich hätte eine wirklich spannende Sache für Sie«, setzte ich erneut an, ohne die Hoffnung auf Erfolg. Zu meinem Erstaunen drehte er jedoch den Kopf mit einem Ruck in meine Richtung und schaute mich ungeduldig an.

»Ja dann kommen S' doch endlich auf den Punkt, junger Mann!« Ansatzlos war er in seinen knappen, aggressiven Ton verfallen, was gelegentlich bei ihm vorkam, wenn er sich ärgerte oder ungeduldig wurde. Normalerweise vermieden wir es, ihn zu ärgern, aber im Moment war ich froh darüber, denn anscheinend war ich nun zu ihm durchgedrungen.

»Herr Paul, was würden Sie davon halten, mir zu helfen, den Rasen vor dem Haus neu anzulegen.«

»Aha.«

»Ich könnte Ihre Fachkenntnis gut gebrauchen …«

»Aha.«

»Die kleinen Wiesenstücke sind nach jedem Winter kaputt, vielleicht wissen Sie ja Rat, wie man einen stabileren Rasen ziehen könnte.«

»Aha.«

»Herr Paul«, sagte ich jetzt aufmunternd, da mich seine knappe Einsilbigkeit zu nerven begann, »machen Sie das mit mir?«

»Natürlich.« Sein Gesicht wurde wieder freundlich. »Das mache ich doch gerne, Herr Arnold.«

»Und wie gehen wir's an?«

»Ich stelle Ihnen gleich eine Einkaufsliste fürs Nötigste zusammen und dann besorgen wir die Sachen. Der Rest ist ein Kinderspiel.«

»Danke, das ist sehr nett von Ihnen«, bedankte ich mich und war froh, dass er zugesagt hatte – halleluja.

*

Die Einkaufsliste war rasch zusammengeschrieben und bereits am nächsten Tag fuhr ich mit Paul in einen Baumarkt in der Nähe des Krankenhauses einkaufen. Wir bestellten Schattenrasen, Blaukorn, einige Werkzeuge zur Bodenbearbeitung und mehrere Säcke schwarze Friedhofserde, die sich nach Pauls Erklärung besonders gut als Untergrund für Rasenwuchs auf wenig sonnigen Flächen eignen sollte. Überhaupt bekam ich in den zweieinhalb Stunden Einkaufstour eine kurze, aber umfassende Einschulung zum Gärtnergehilfen. Das Wissen kam so geballt auf mich zu, dass ich danach beim Städtischen Gartenamt zumindest als Teilzeitpflanzer hätte anfangen können, falls es so eine Stelle überhaupt gab.

Der einzig kritische Moment unserer Fahrt war, als sich Paul im Baumarkt bei allen Besuchern kurz vorstellen wollte. Jedoch nach meiner Frage wegen eines geeigneten Düngers wendete er sich mit einem leichten Kopfschütteln über so viel Unwissen wieder mir zu, vertiefte sich in umfassende Erklärungen und vergaß die anderen.

*

Zwei Tage später, der Baumarkt hatte eben die Lieferung gebracht, inspizierten wir gemeinsam, ob alles da sei, und Paul fühlte sich nun in der Position, die Arbeit einzuteilen.

»Jeder von uns lockert eine Seite auf, ich sicherheitshalber hier vorne die größere und sie die hintere.« Er deutete auf die Werkzeuge. »Hinten sind's nämlich nur zweihundert Spatenstiche, gar nicht der Rede wert. Sie sind die Arbeit zwar nicht gewohnt, aber in zwei Stunden sollten Sie's auch haben.«

Ich war vollkommen überrumpelt. Eigentlich war ich nur mit heruntergekommen, um zu sehen, ob alles da sei. Nachdem ich aber keinen von Pauls spontanen Aggressionsschüben auslösen wollte und wir auf der Station volle Besetzung hatten, griff ich wortlos nickend zur Schaufel und schlurfte nach hinten. Ein wenig sportliche Bewegung würde mir schon nicht schaden.

Unglaublich, wie hart Erde sein konnte. Jedes Mal, wenn ich die Schaufel in den Boden stieß, prallte sie förmlich zurück und immer auf die gleichen Stellen meiner Handfläche, die bereits nach einigen Minuten knallrot wurden. Obendrein war es tierisch heiß geworden und ich schaufelte ausgerechnet auf dem einzigen Rasenstück, das in der stechenden Sonne lag.

»Ja, so geht's nicht …«, rief Paul, der um die Ecke kam, anscheinend, um nach dem Rechten zu sehen und ob ich auch fleißig arbeite. »Schräg müssen S' die Erde anstechen, sonst kommt man ja nicht drunter hinein.«

Ich nickte nur beipflichtend und rieb meine wunden Handballen. Dann atmete ich kurz durch und wollte nach seiner Anweisung weitermachen.

»Lassen S' das jetzt sein!«, brauste er plötzlich laut auf und riss mir die Schaufel aus der Hand. »So werden wir damit nie fertig. Lächerlich, ein junger, kräftiger Mann und stellt sich so an.«

Meine Reputation war dahin. Paul beruhigte sich wieder, als er die Verzweiflung in meinen Augen bemerkte.

»Gehen wir rauf, ich hol den Alex, dem ist am Nachmittag sowieso immer fad.«

Als wir über das vordere Rasenstück zum Eingang gingen, traute ich meinen Augen nicht. Paul hatte von seinem Teil bereits fast die Hälfte der Fläche umgeackert, während ich gerade mal eine einzelne Reihe entlang des Gebäudes herausgestochert hatte, und seine Spatenstiche waren regelmäßig und mindestens doppelt so tief wie meine. Und bei ihm sah man auch keinerlei Blasen an den Händen – alle Achtung.

Mit unserem Riesen Alex ging es danach sehr gut weiter. Er hatte zwar auch nicht die richtige Technik und musste darob einige von Pauls unvermittelten Wutausbrüchen über sich ergehen lassen, da er den Spaten mit einer solchen Wucht in den Boden stieß, dass dieser immer fast bis zum Stielansatz in der harten Erde verschwand. Dazu lachte er immer wieder fröhlich auf und winkte zu mir herüber, so als wäre die Arbeit überhaupt keine Anstrengung für ihn.

Über Alex erzählte man sich, dass er einmal irrtümlich in einem der Therapieräume eingeschlossen wurde, wo er in seiner Panik so an der Schnalle zerrte, dass er das gesamte Schloss aus der Holztüre riss. Ich hatte das bisher immer für eine nette Geschichte ohne wahren Hintergrund gehalten, korrigierte meine Meinung aber jetzt und hoffte, nie zwischen diese beiden Hände zu geraten.

Ich stand die meiste Zeit im Schatten seitlich des Pavillons, um die beiden zu beaufsichtigen, und brachte ihnen zwischendurch eine Flasche Mineralwasser zur Abkühlung. Alex war dann sogar noch gleichzeitig mit Paul fertig, obwohl Paul durch mich zuerst einen großen Vorsprung gehabt hatte.

»Na ja, schnell ist er ja, aber schön hat er es halt nicht gestochen«, raunte mir Paul im Vorbeigehen zu, als er die Arbeit gewissenhaft inspizierte.

Ich war jedenfalls froh, dass der Grassamen und das Blaukorn im Boden waren und wir noch vor Dienstschluss mit allem fertig wurden.

*

Am nächsten Morgen, es war mein freier Tag, begrüßte mich ein stechender Schmerz im unteren Rücken und ich fiel mit einem Aufächzen zurück aufs Bett.

»Na, Landarbeiter?« Sylvie schob sich lachend von der Türe ans Bett und kniete sich über mich. Sie war fröhlich wie immer, trug nur ein Longshirt mit nichts darunter und löffelte ihr Morgenjoghurt.

»Wahnsinn, bist du sexy«, stöhnte ich, »aber was mach ich jetzt damit. Ich bin nicht einmal fähig aufzustehen, geschweige denn ...«

»Glaub ich nicht.«

Sie ließ alle meine Ausreden nicht gelten, stellte ihr Joghurt auf den Nachttisch, streifte das Longshirt über den Kopf ab und bereitete meinem Rücken Schmerzen.

Aber sie behielt recht. Nachher war es deutlich besser.

*

»Und das musstest du fast alleine machen?«, fragte Sylvie nach meinen Schilderungen ungläubig. Wir saßen beim Frühstück und ich hatte ihr meine Druckstellen an den Händen vom gestrigen Einsatz gezeigt und meinen Totaleinsatz für ein grüneres Wien entsprechend ausgeschmückt. Natürlich hatte ich die Mitarbeit der beiden Patienten ausdrücklich gewürdigt. Lediglich die Angaben, wer welche Fläche umgegraben hatte, waren etwas zu meinen Gunsten verrutscht.

»Na ja, den Patienten dürfen wir ja nicht zu viel zumuten. Immerhin ...« Ich machte eine wegwerfende Geste. »Egal, nicht wichtig, lassen wir's dabei.«

Sylvie sah mich von der Seite an und neigte den Kopf.

»Sag schon«, meinte sie spitzbübisch und lachte. »In Wirklichkeit hast du nichts gemacht! Stimmt's?«

Ich hüllte mich in nobles Schweigen und wechselte rasch das Thema.

*

Einige Tage waren vergangen und der Sommer kam nun schon mit Riesenschritten in die Stadt, nur unser Rasen wollte nicht. Paul ging in der Pflege der beiden braunen Erdflächen auf, goss jeden Tag ausgiebig, da er meinte, ständige Feuchtigkeit sei bei dem warmen Wetter das Wichtigste, ja wir hatten die besonders dunklen Stellen nachträglich auch noch einmal nachgesät. Nichts, keine einziges Hälmchen zeigte sich, es schien wie verhext. Rundherum, entlang der anderen Pavillons wuchs das Gras in bestem Grün und wir konnten die hämische Bemerkung, was wir denn da Tolles angebaut hätten, von unseren Gärtnern nicht mehr hören, wenn sie mit dem Rasenmäher vorbeifuhren. Sogar Alex war traurig geworden.

»Ich schuld, hab falsche Arbeit gemacht ...«, meinte er bedrückt mit seiner Piepsstimme und ließ die Schultern hängen.

Auch trafen mich immer wieder abschätzige Blicke von Oberschwester Hildchen, so als wolle sie sagen: »Zuerst nehmen Sie sich um eine Sache an und dann machen Sie uns damit nur Schande.«

Als Paul vom wiederholten Gießen heraufkam, winkte er mich geheimnisvoll zu sich und zog mich in sein Zimmer hinein.

»Es sind jetzt schon fast zwei Wochen und nichts tut sich. Es muss was geschehn. Wir sind bald das Gespött der ganzen Anstalt.« Ich sah, dass ihm die Sache sehr zu schaffen machte. Schließlich stand sein Ruf als Gärtner auf dem Spiel.

»Haben Sie denn schon eine Idee?«, fragte ich geradeheraus.

Paul sah mich daraufhin lange an, dann nickte er.

»Ich werde heute am Nachmittag einmal telefonieren.«

»Und?«

»Bei störrischem Pflanzenwuchs gibt es nur eine wirkliche Lösung.«

»Ja welche denn?«

»Lassen Sie sich überraschen.« Er grinste und kam mir nun wieder recht siegessicher vor.

»Na gut, mir ist alles recht!« Das war ein Satz, den ich wahrscheinlich besser nicht gesagt hätte.

*

Es kam der nächste Samstag, ich hatte von Freitagabend an Nachtdienst gehabt und wollte mich gerade auf den Weg nach Hause machen, da traf ich Paul im Treppenhaus.

»So früh schon unterwegs?«, wollte ich wissen.

»Ja, freuen Sie sich, unsere Wunderwaffe ist gerade gekommen!«

»Wie bitte?«

»Na da!« Er deutete durch die Tür hinaus, wo ein alter, leicht verbeulter Pritschenwagen stand. »Die sind schon um fünf in der Früh losgefahrn, wegen des Samstagverkehrs, drum sind sie auch schon hier.«

Die beiden Männer, die mit der Fuhre gekommen waren, luden gerade zwei große blaue Fässer aus.

»Gestatten Sie, Paul«, sagte Paul zu dem Fahrer des Fahrzeugs, unterbrach sich aber dann selbst und zeigte auf die Stellen neben dem Pavillon. »Dorthin gehören die …«

Die Arbeiter legten die Fässer auf Gestelle mit Rädern und kamen damit zu den beiden Rasenflächen.

»Seltsam, die Fässer haben ja einen halben Klappdeckel«, sagte ich zu Paul.

»Und den brauchen sie auch!« Er klang fröhlich und ich kam nicht mehr dazu, mich über die eigenwillige Konstruktion der Behältnisse zu wundern. Auf sein Zeichen öffneten die beiden Transporteure die Klappdeckel, worauf sich eine dunkelbraune, bröckelige Flüssigkeit mit einem Schwall auf die Rasenflächen ergoss.

»Was ist das!?!«, schrie ich entsetzt auf.

»Unsere Wunderwaffe – Jauche, vermischt mit Kuhscheiße!« Paul hob triumphierend die Arme. »Ganz frisch aus der Steiermark!«

Wie frisch die Wunderwaffe aus dem südlichen Bundesland Österreichs tatsächlich war, hat er mir nicht mehr sagen müssen, denn im selben Augenblick traf mich ein beißender Gestank, der mir die Tränen in die Augen drückte und meinen Frühstückskaffee hochkommen ließ.

»Halt, bitte hören Sie auf«, versuchte ich das übel riechende Inferno zu stoppen, aber es war zu spät. Der Inhalt der zwei Fässer schwamm bereits fingerdick auf unseren Wiesenstücken und ich stand bis zu den Knöcheln drinnen.

*

Montags darauf, nachdem ich das restliche Wochenende versucht hatte, den Geruch aus der Nase und von den Schuhen zu bekommen, wollte ich leise und unauffällig auf die Station schleichen. Aber Oberschwester Hilde kam mir bereits raschen Schritts entgegen, am liebsten wäre ich in den Boden gesunken. Zu meiner Überraschung nickte sie jedoch mit einem anerkennenden Lächeln.

»Gratuliere, wenigstens haben Sie eine Lösung gefunden.« Sie klopfte mir auf die Schulter und drückte mich. »Hat mich an meine Kindheit erinnert, an dort, wo ich aufgewachsen bin und wo's in der Früh' schon nach Wolle und warmer Milch gerochen hat.«

Nach diesem hochoffiziellen Lob mussten auch alle anderen auf der Station ihren Ärger über die Geruchsbelästigung hinunterschlucken und erwähnten die Angelegenheit mir gegenüber nicht mehr. Erst Jahre später erfuhr ich einmal bei einer Betriebsfeier von einem angeheiterten Kollegen, dass ich hinter meinem Rücken lange Zeit nur »Jauchie« genannt wurde.

Ja, aber der Rasen? Der gedieh! Vielleicht war es ein Wunder oder war er nur ängstlich, nochmals einer derartigen Behandlung unterzogen zu werden, jedenfalls spross es bereits am Tag nach unserer »Behandlung« leuchtend hellgrün durch die sich langsam verfestigenden Kuhfladen.

Paul spazierte in den nächsten Wochen mit stolzer Siegerpose entlang unseres Pavillons auf und ab, rieb sich die Hände, grüßte jeden Vorbeigehenden mit seinem donnernden »Gestatten Sie, Paul«, führte seinen Rasen vor und wurde bald als *der* Gärtner des Spitals gehandelt.

Und bis heute, inzwischen sind doch einige Jahre vergangen, gedeihen die beiden Rasenstücke, ohne irgendwelche Probleme zu machen.

Meine Beziehung zu Sylvie erfuhr auf der körperlichen Ebene allerdings einen zeitlichen Knick von fast zwei Wochen. So lange dauerte es, bis mich der herbe Landgeruch, den sie so gar nicht schätzte, freigab und unser Liebesleben wieder aufgenommen werden konnte.

6

Die Party des Baumeisters

Herr Valentin war zu Beginn des Jahres zu uns gekommen. Er war ein großer, stattlicher Mann in den Sechzigern, mit eisgrauen Haaren, immer sorgfältig manikürten Nägeln und einer sonoren Art zu sprechen. Durch seine Frisur und die gepflegte, aber stets bewusst lässig getragene Kleidung erinnerte er mich ein wenig an den Schauspieler Peter Simonischek.

Bereits ein Jahr zuvor hatte ihn seine Tochter wegen wiederholter Vorfälle in eine geschlossene Abteilung unseres Krankenhauses gebracht und beim zuständigen Gericht die Sachwalterschaft beantragt, was man im üblichen Sprachgebrauch noch immer als »Entmündigung« bezeichnet. Diese Kränkung war auch der Grund dafür, dass er von seiner Tochter nur mehr wie von einer entfernten Verwandten sprach.

In seinem Krankenakt standen mehrere, einander scheinbar übertrumpfende Bezeichnungen zu seiner Störung, die alle auf eine übertriebene Geltungssucht hinwiesen und in dem eindrucksvollen Satz gipfelten: Der Patient kann aufgrund seiner akuten, komplexdissoziativ übersteigerten Verhaltensweise in seinem gewohnten extramuralen Setting und ohne multi-professionelle Abklärung keiner ausreichenden Therapie mehr zugeführt werden. Also kurz und pragmatisch auf Deutsch: ein Größenwahnsinniger, mit dem man sich nicht mehr zu helfen wusste.

Diesen Eindruck vermittelte Herr Valentin aber keineswegs, sondern eher das Gegenteil. Er wurde auch zu uns verlegt, da seine ärztlichen Betreuer der Meinung waren, er hätte sich sozial nun bereits erneut eingegliedert, sodass er von der geschlossenen in eine offene Abteilung wechseln könne. Auch empfahl man, dass er tagsüber einer Beschäftigung nachgehen solle, die für ihn wieder ein großteils normales Leben ermöglichen solle.

Beste Voraussetzungen also und irgendetwas Besonderes war auch an diesem Herrn Valentin, denn die meisten Menschen, die in sein Umfeld kamen, waren von seiner eloquenten Art und seinem natürlich wirkenden Charme spontan begeistert – vor allem Frauen. Was bei unseren männlichen Patienten wiederum den Wusch auslöste, sich ähnlich salopp zu kleiden wie er und auch über die Anschaffung einer Nagelfeile nachzudenken.

Für mich war Herr Valentin insofern von Bedeutung, als er mich gleich nach seiner Einquartierung bei uns wegen der Vermittlung eines Jobs ansprach und als seinen Gesprächspartner auserkor. Die Folge war: Er wurde mir als Patient und ich ihm als Vertrauenspfleger zugeteilt.

Er war gelernter Buchhalter, hatte einige Jahre im Büro einer Baufirma verbracht, die Arbeit jedoch nach seiner gescheiterten Ehe eingestellt, um der Zahlung von Unterhalt zu entgehen. Seit damals war er im Baugewerbe nach seiner Darstellung nur zeitweilig freischaffend tätig. Angeblich half er jedoch bei Planung und Verrechnung von größeren Vorhaben und hatte auch hervorragende Kontakte für Finanzierungen, die er mir anbot, sollte ich einmal etwas in dieser Richtung benötigen. Ich mochte die Gespräche mit ihm, denn trotz seiner Großspurigkeit klang das, was er sagte, geistreich. Er hatte zu vielen Dingen eine klare Meinung und strotzte scheinbar vor Lebenserfahrung.

Am liebsten jedoch berichtete er von seinen amourösen Abenteuern an der Adria, wo er, um in seiner Diktion zu sprechen, stets die mediterranen Sommer zu verbringen pflegte. Gerne bereiste er den Landstrich zwischen Lignano und Caorle, den er jedoch mit den Nebenorten Aquilea und Santa Margherita umschrieb, was weniger gewöhnlich, ja beinahe elegant klang. Dort gab er sich gerne als Adeliger aus, ließ sich zeitweilig von gutgläubigen Damen aushalten, und wenn das nicht funktionierte, blieben die Rechnungen eben unbezahlt und landeten später als gerichtliche Zahlungsbefehle bei seiner Tochter, bei der er seit einigen Jahren wohnte. Immer wieder musste sie diverse Pfändungsverfahren abwenden, was schließlich auch zu seiner Entmündigung führte.

*

»Kannst du bitte heute Nachmittag einmal wirklich pünktlich daheim sein, damit wir nicht zu spät zur Hausverwaltung kommen?«, ersuchte mich Sylvie noch am Telefon; es war Mittag und bereits halb zwei Uhr vorbei.

»Ja natürlich«, antwortete ich, von ihrer Freude angesteckt. »Das ging aber jetzt schnell!«

»Ist doch super, oder?«

»Auf alle Fälle, also bis später.«

»Yippie, endlich bekommen wir unser größeres Appartement!« Sie legte auf.

Wir lebten schon lange in einem schönen alten Zinshaus in der Josefstadt, dem achten Wiener Bezirk, in einer Zweieinhalb-Zimmer-Wohnung. An sich nicht schlecht für ein Paar ohne Kind, aber da Sylvie als selbstständige Werbegrafikerin ihre Kunden von zu Hause aus betreute und für die Zeichnungen immer unseren Wohnzimmertisch belegt hielt, griffen wir sofort zu, als im Stockwerk über uns eine kleine Wohnung frei wurde.

Zuerst dauerte es Wochen, bis wir auf unsere Anfrage eine Zusage seitens der Hausverwaltung bekamen, doch nun schien es mit der Vertragsunterzeichnung recht zügig zu gehen und Sylvies Arbeitszimmer konnte endlich Realität werden.

Ich beeilte mich beim Einzählen der Medikamente für die Patienten in die kleinen Plastikschachteln mit den blauen Deckeln;

der Nachtdienst würde sie dann auf der Station austeilen. Meine letzte Arbeit für heute, denn um zwei war für mich Dienstschluss. Ich atmete auf, unsere wenigen Tagespatienten lagen an diesem heißen Spätsommertag auf der schattigen Terrasse des Pavillons und die Station brütete totenstill in der Hitze vor sich hin. Sogar Alex, unser Riese, der in seiner kindlichen Freude sonst keine Ergotherapiestunde ausließ, schlief in seinem Zimmer. So waren mir die Stunden heute nur recht zäh vergangen.

*

Nach einer beinahe einstündigen Fahrt quer durch die heiße Stadt und einer Vertragsunterzeichnung im Büro des Hausverwalters, das von zwei riesigen Klimageräten beinahe unerträglich heruntergekühlt war, landeten wir in einem Straßencafé, um bei einem Glas Wein unsere neuen Räumlichkeiten gebührend zu feiern.

Jetzt, nachdem sich der Stress und die Unsicherheit, ob wir die Wohnung auch sicher bekommen würden, langsam legte, wurde mir schlagartig bewusst, welche Menge an Umbauarbeit auf mich wartete. Die neuen Räume waren noch ohne Heizung und die Elektrik musste neu verlegt werden; ganz abgesehen vom nervenden Bodenschleifen und Ausmalen. Sylvie hingegen, wie immer in der prallen Sonne sitzend, blätterte in den Plänen und war bereits vollauf mit der Einrichtung beschäftigt. So war sie immer: Während ich gedanklich tief im Grobputz steckte, beschäftigte sie sich nur mit dem Problem, ob zartgrüne Polster zu den Vorhängen harmonieren würden.

»Die muss weg …«, riss sie mich aus meinen Gedanken und schob mir eine der Planseiten unter die Nase.

»Was?« Ich wusste im Moment überhaupt nicht, was sie meinte.

»Na da, *die* muss noch weg!«

»Wer muss weg …?« Mir schwante Übles.

»Die Wand da, zwischen der ehemaligen Küche und dem großen Zimmer. Ich brauche im Studio«, das war ab nun die Bezeichnung für ihren Arbeitsraum, »keine Küche, also muss die Trennwand weg, dann ist mehr Platz und ich kann den Zeichentisch dort in die Ecke schieben und bekomme dadurch vor dem Fenster …«

Während sie mir ihre detaillierten Vorstellungen in einem euphorischen Redeschwall offenbarte, konnte ich nur auf den dünnen, schwarzen Strich im Plan starren, den Sylvie kurzerhand mit einer gewellten roten Kugelschreiberlinie übermalt hatte. Ich hatte keine Ahnung davon, wie man Wände entfernt, und schon der bloße Gedanke an Mauerdurchbrüche trieb mir den Angstschweiß auf die Stirn. Ich schlief in dieser Nacht also nur sehr wenig.

*

»Ich bräuchte Ihre Hilfe«, gestand ich Herrn Valentin am nächsten Tag nach dem Abendessen. Ich hatte Nachtdienst und einen günstigen Moment zwischen zwei Fernsehprogrammen abgewartet, um mich ihm anzuvertrauen.

»Aber gerne, Herr Arnold, gehen wir doch ein wenig auf die Terrasse und berichten Sie mir von Ihrem Problem«, sagte er, wie immer in einem äußerst höflich zuvorkommenden Tonfall, allerdings auch in einer Lautstärke, dass alle Anwesenden mitbekamen, wer da um Rat gefragt wurde.

Ich schob ihn hinaus auf die Terrasse.

»Es geht um eine bauliche Angelegenheit.«

»Spannend.« Er hob interessiert die Augenbrauen. »Sie benötigen eine Finanzierung?«

»Nein, nein. Es ist nur eine Sache wegen eines Umbaus.«

»Ahh.« Seine Brauen gingen wieder hinunter und ich bemerkte aufkommendes Desinteresse.

»Aber trotzdem eine schwierige Angelegenheit, wo ich ohne fachliche Erfahrung nicht weiterkomme.«

Die von mir deutlich betonte »fachliche Erfahrung« brachte sein Interesse zurück. Er machte eine nonchalante Geste in Richtung des kleinen Terrassentischchens und wir setzten uns. Dann zündete er sich mit Ruhe eine seiner langen schwarzen Zigarillos an, lehnte sich zurück und signalisierte mir mit einer zweiten Handbewegung, nun aufnahmebereit zu sein.

»Es geht um eine Wand …«, begann ich.

»Was nichts Ungewöhnliches auf einer Baustelle ist«, lächelte er, seine Position auskostend.

»Aber diese ist zu viel und muss weg, verstehn Sie?«

»Ja, ja. Aber ich sehe die Schwierigkeit eigentlich noch immer nicht.«

Ich zog eine stark zerknitterte Kopie des Plans aus meiner Brusttasche und begann, ihm mein Problem darzulegen. Immer wieder nickte er mit wissendem Blick, ohne jedoch auf meine Fragen näheren Bezug zu nehmen. Ich dachte schon, vergiss es, das bringt nichts, da hob er plötzlich den Kopf und nickte.

»Gut, ich seh mir das morgen an«, sagte er dazu und tippte mit seinem Zeigefinger auf die Skizze.

»Aber das geht nicht, Sie sind doch in der Arbeit«, versuchte ich, sein Vorhaben noch abzuwenden. Herr Valentin arbeitete inzwischen als Hilfskraft in einem kleinen Geschäft in der Stadt, wo er Waren in den Regalen auffüllte, Kassenbelege sortierte und sich um allfällige Reparaturen kümmerte.

»Morgen nur bis drei Uhr nachmittags, da ich noch ein paar Gutstunden habe, und da Sie jetzt im Nachtdienst sind, haben Sie morgen auch frei. Das passt also sehr gut«, sagte er hilfsbereit.

Mich brachte das in eine ziemliche Zwickmühle, denn ich durfte natürlich keine Patienten für private Arbeiten verwenden und außerdem gaben wir vom Pflegepersonal auch nie unsere Privatadressen weiter.

»Muss doch keiner wissen und ich mache ja auch nur einen Blick hinein«, meinte er höflich, als er sah, dass ich ob der Situation unsicher war. Bei mir siegte schließlich der Wunsch, die Arbeit nicht vollkommen alleine zu beginnen, ein Architekt war bei Weitem nicht im Budget und Herr Valentin war schließlich vom Fach. Ich gab ihm also meine Adresse und vereinbarte die Besichtigung.

*

»Da gibt es überhaupt keine Schwierigkeit, das können wir einfach niederreißen.«

Wir, das waren Herr Valentin, Sylvie und ich, standen in der kleinen Wohnung und Herr Valentin gestikulierte über dem Plan. Sylvie war Feuer und Flamme und bereits vollkommen von Valentin eingenommen.

Irgendwie war ich eifersüchtig, da kam dieser alte Knacker, ließ seinen Charme sprühen und Sylvie, meine Sylvie, schmolz dahin wie Butter. Mir war das unerklärlich, wie dieser großspurige, selbstsichere Kerl auf Frauen wirkte, sogar wenn sie wussten, dass er ein Patient der Psychiatrie war.

»Soll ich Ihnen günstig Arbeiter besorgen?«, wendete sich Valentin nun an mich. »Die erledigen so eine kleine Arbeit an einem Nachmittag.«

»Nein, wirklich nicht.«

»Aber ich habe da schon wieder sehr gute Kontakte aufgebaut …«

»Nein, das kommt überhaupt nicht infrage, Herr Valentin«, sagte ich jetzt mit Nachdruck. »Es ist ja schon gegen alle Vorschriften, dass Sie überhaupt hier sind. Dafür und Ihren fachlichen Rat bin ich auch dankbar, aber ich kann mir keinesfalls eine Pfuscherpartie durch Sie organisieren lassen.«

»Bitte, wie Sie meinen«, antwortete er knapp und ein wenig eingeschnappt.

Mir schien, als würde auch Sylvie schmollen, aber da konnte ich ihr nicht helfen, denn einen Rausschmiss aus dem Krankenhaus würde ich wegen des Umbaus nicht riskieren.

*

Ich vertraute jedoch Valentins Ratschlägen, wo und wie man ansetzen müsste, damit die Wand ohne größeren Widerstand fallen könne, wie er es bezeichnete, und rief am folgenden Wochenende drei Freunde zusammen. Es dauerte tatsächlich nur etwa zwei Stunden und wir hatten zwei große Durchbrüche rechts und links an den Seiten geschafft. Nur in der Mitte stand noch etwa ein guter Meter der Wand.

»Lass es bitte so«, rief Sylvie, die sich gerade mit einem Tablett mit Getränken durch den Staub wühlte, während ich den großen Vorschlaghammer zum Finale ansetzte.

»Wie?«

»Lass die Mitte stehen, das gefällt mir gut, da stelle ich einen Brunnen hin und hinten beim Zeichentisch mache ich mir eine große Pinnwand für Termine.«

»Na, wenn du meinst.« Ich ließ den schweren Hammer sinken, froh über die ersparte Arbeit.

»Ja, und es wirkt auch richtig extravagant mit einem Mauerstück mitten im Raum.«

*

Einige Wochen später war Sylvies Studio fertig und richtig toll geworden, den verbliebenen Mauerteil in der Mitte hatten wir mit Natursteinen verkleidet und davor aus den alten Ziegeln einen Brunnen gebaut und bepflanzt. Ich wollte gerade den Nachtdienst antreten, als mir meine Kollegin mitteilte, dass Herr Valentin heute noch nicht von der Arbeit zurückgekommen war.

»Na, das kann schon einmal vorkommen, es ist ja erst sieben und vielleicht war er draußen noch essen.«

Kurz vor halb neun machte ich mir dann doch bereits Gedanken und wollte schon eine Meldung ins Dienstbuch eintragen, als mich ein Anruf erreichte. Mit der ungewissen Vorahnung auf eine schlechte Nachricht hob ich ab.

»Allgemeines Krankenhaus, kann ich bitte mit einem Stationsarzt oder jemand vom Pflegedienst sprechen?«

»Ja bitte«, antwortete ich, »ich bin der diensthabende Pfleger auf der Station. Worum geht es denn?«

»Es handelt sich um einen Ihrer Patienten, und zwar Robert Valentin.«

»Ja, was ist denn mit ihm?«

»Er ist bei uns nach einem Unfall stationär aufgenommen worden.«

»Unfall? Wo ist der denn passiert?« Ich dachte an einen Unfall im Straßenverkehr am Nachhauseweg.

»Auf einer Baustelle in einer Schrebergartensiedlung.«

»Bitte wo?!«

»Kleingartensiedlung Alte Donau …«

»Wissen Sie, was passiert ist?«, schüttelte ich den Kopf.

»So genau nicht, es gab einen Einsturz mit mehreren Verletzten, aber da kann Ihnen sicher die Polizei Auskunft geben.« Ich erhielt von ihm die Adresse der Gartensiedlung und die Daten des zuständigen Polizeikommissariats, das den Vorfall amtlich zu Protokoll genommen hatte.

»Und Herr Valentin?«, fragte ich noch.

»Herr Valentin hat den linken Knöchel angebrochen und die Schulter verletzt, er ist aber sicher morgen wieder transportfähig, dann veranlasse ich die Überstellung zu Ihnen. Er hat einen Gipsverband und sollte sich die nächsten Tage schonen.«

Es ließ mir die ganze Dienstzeit über keine Ruhe. Was hatte Herr Valentin dort gemacht und wie kam er da überhaupt hin? Die Alte Donau, ein nach der Regulierung der Donau stillgelegter Teil des alten Flussbetts, liegt genau am anderen Ende Wiens, also überhaupt nicht auf seiner Route, wenn er in seine Arbeitsstelle fuhr. Auch Freunde von Valentin, die in der Gegend wohnten, gab es meines Wissens nicht.

Am nächsten Morgen meldete ich den Vorfall zwar unserer Abteilungsleitung, die sich um alles Weitere kümmern würde, beschloss aber auch, selbst an die Alte Donau zu fahren. Sylvie arbeitete seit Tagen an einem Auftrag, sie würde mich also nicht vermissen, und überdies war ich mit dem Auto in den Nachtdienst gefahren, in dem sich unsere Badesachen befanden. Somit konnte ich mein detektivisches Vorhaben mit einer Erfrischung verbinden und kurz in der Alten Donau schwimmen gehen.

*

Die Siedlung war eine der üblich dicht gedrängten Schrebergartenanlagen mit peinlich überpflegten Rasenflächen neben verwilderten Grundstücken, eng verstellten Durchgängen, überquellenden Biotonnen und vielen Gartenzwergen. Ich fand das fragliche Grundstück, nachdem mich einige Bewohner in falsche Richtungen geschickt hatten, schließlich an einer Kreuzung von zwei Wirtschaftswegen. Auf dem Grund stand ein älteres Gartenhaus mit einem relativ neuen Anbau. Davor, wo normalerweise die Terrasse sein sollte, gähnte ein großes, tiefes Loch, teilweise gefüllt mit Schutt und größeren Betonbrocken.

Am Rande des Lochs saß eine dickliche blonde Frau mit Hausschürze, einem Pflaster auf der Stirn und dem linken Arm in einer Schlinge. Als ich sie ansprach und ihr sagte, ich sei wegen des Unfalls und Herrn Valentin hier, fuhr sie zornig hoch und kam zur Einzäunung.

»Und da traun S' Ihnen noch her?«, kam es in breitem Wiener Dialekt über den Zaun herüber.

Ich wich etwas zurück. »Ich wollte mich nur erkundigen, was geschehen ist. Herr Valentin liegt noch im Allgemeinen Krankenhaus.«

»Ja, so wie d' andern a, aber das wird a Nachspiel hab'n beim G'richt, richten S' ihm das aus, mein Mann hat beide Hax'n gebroch'n …«, schrie sie aufgebracht und hob drohend den gesunden Arm.

»Bitte regen Sie sich nicht so auf, ich wollte nur ...«

»Wer sind denn Sie überhaupt?«, herrschte sie mich an.

»Mein Name ist Arnold, ich bin psychiatrischer Krankenpfleger und Herr Robert Valentin ist einer unserer Patienten.«

Sie sah mich entgeistert an.

»Wos, da Baumeister is ein Depperter?«, stammelte sie fassungslos. Sie gab das Gartentor frei, winkte mir hereinzukommen und ging mit hängenden Schultern vor mir her zum Haus. »Wir sind auf an Depperten reing'fallen? Das gibt's doch net!«

Wir setzten uns an den Rand der Grube und sie berichtete mir, wie es zu dem Unfall gekommen war. Ihr Mann hatte Herrn Valentin, mit dem er in einem Kaffeehaus in der Innenstadt zufällig ins Gespräch gekommen war, von dem Plan, eine Terrasse anzulegen, erzählt. Valentin, der sich als Baumeister vorstellte, meinte, das zu erledigen wäre nur eine Kleinigkeit, und bot seine Hilfe an. Schon tags darauf kam er den Schrebergarten besichtigen und hatte die Idee, wenn schon eine Terrasse, dann könne man ohne großen Aufwand darunter doch einen Kellerraum anlegen und zusätzlich Platz schaffen. Die Idee klang gut und die Familie übertrug Baumeister Valentin die Planung.

Und gestern, die Arbeit war fertiggestellt, veranstaltete man ein Grillfest zur Einweihung, zu dem auch der bei allen beliebte Baumeister eingeladen war. Mittlerweile hatte er auch die Beratung für Umbauten anderer Siedler in der Anlage übernommen. Gerade als sich die Stimmung dem Höhepunkt näherte, gab die Terrasse unter dem Gewicht der etwa zwanzig wohlbeleibten Gäste nach und die ganze Gesellschaft stürzte zusammen mit den Betontrümmern in den neuen Keller hinunter.

Die Frau hatte während der Schilderung begonnen zu schluchzen und lehnte jetzt an meiner Schulter. So wie der Fall lag, würde sie weder Herrn Valentin noch die Pfuscher belangen können und musste auch noch mit Klagen der verletzten Partygäste rechnen. Schlagartig fiel mir unser Mauerrest von der umgelegten Wand in

Sylvies Studio ein. Ich verschob das Baden und fuhr geradewegs nach Hause, wo ich zu Sylvies Verwunderung unseren Mauerpfeiler sorgfältig untersuchte.

Bis heute wage ich nicht an die Frage zu denken: Was wäre gewesen, wenn ich mit dem Vorschlaghammer ausgeholt hätte und mit Wucht …

Herr Valentin blieb noch zwei Tage im Allgemeinen Krankenhaus, kam dann jedoch nicht mehr in unsere Station zurück, sondern übersiedelte wieder in die geschlossene Abteilung. Er wäre doch noch eine Gefahr für sich und andere, hieß es in der Begründung. Besonders die holde Weiblichkeit auf unserer Station bedauerte seine Verlegung zutiefst, wobei sich die meisten unserer Damen sicher waren, dass das Unglück bestimmt nicht an seiner Planung gelegen hätte.

7

Ein Tag mit Tante Rosa

Arnold, könnten Sie bitte einmal zu mir hereinkommen?« Oberschwester Hilde winkte mir über den Gang zu und deutete in ihr Büro.

»Sofort«, sagte ich und unterdrückte einen Unmutslaut. Im Moment passte mir das gar nicht, denn ich war dabei, unsere Herrschaften für die Ergotherapie zusammenzuklauben, und bereits stark im Verzug.

Ich ersuchte also Schwester Melanie, die Sache an meiner Stelle zu übernehmen, und erntete dafür prompt einen Blick mit verdrehten Augen.

»Selber genug zu tun«, zischte sie im Vorbeirauschen zwischen den Lippen. »Was will sie denn jetzt von dir?«

Unwissend und entschuldigend hob ich die Arme. »Keine Ahnung, wird sicher nicht so wichtig sein.«

Ich ging zu Hildchens Dienstzimmer.

»Na, Tempo! Ich hab nicht ewig Zeit«, empfing sie mich und wies auf den Stuhl.

Ich setzte mich nur auf die Kante, um deutlich zu machen, dass ich es ebenfalls eilig hätte. »Ja, bitte?«

»Ich habe eine Sonderaufgabe für Sie …«

Oh je, zusätzliche Arbeit, die sonst niemand wollte, ohne Bezahlung oder Belobigung kam auf mich zu.

»Ich würde Sie ersuchen, dass Sie mit Tante Rosa einkaufen gehen«, fuhr Hilde fort. »Sie wissen, wer …?«

Ja, ich wusste, wen sie meinte. Tante Rosa nervte uns oft stundenlang mit ihren Energieschüben.

»Was braucht sie denn und wozu überhaupt?«, wunderte ich mich über das seltsame Anliegen.

Hildchen senkte die Stimme, so als würde sie mich nun bei einer ganz besonderen Sache ins Vertrauen ziehen.

»Sie macht mir seit Tagen die Hölle heiß«, begann Hilde mit gesenkter Stimme. »Sie hat angeblich seit Kurzem einen Freund, der sie besuchen kommt.«

»Einen Freund, Sie meinen einen richtigen? Mit allem Drum und Dran?«, spielte ich auf Tante Rosas fortgeschrittenes Alter an.

»Was weiß ich, ich habe auch noch nie jemanden gesehen, der bei ihr gewesen wäre, aber wer weiß das schon …« Hildchen zuckte entschuldigend mit den Achseln. »Also, jedenfalls möchte sie jetzt eben einiges einkaufen gehen.«

»Das kann sie ja«, warf ich rasch ein, »sie hat doch die Erlaubnis wegzugehen und geht sonst auch öfters hinaus.«

»Ja, spazieren oder in die freie Gruppe, aber ich lass sie sicher nicht alleine in die Stadt fahren.«

»Aber das muss doch ein Verwandter machen, dazu sind wir vom Pflegepersonal doch nicht da«, versuchte ich mich aus der Sache zu winden.

»Schon, aber Sie wissen, wie ihre Tochter ist, die ist beruflich so unter Druck, dass sie nicht einmal Zeit für einen regelmäßigen Besuch hat. Also tun Sie mir den Gefallen und begleiten Sie Rosa, ich schreibe Ihnen dafür auch einen zusätzlichen Zeitausgleich.«

»Und wann?«, gab ich mich geschlagen.

»Am besten gleich heute Nachmittag, nachdem Sie nur bis zwei Dienst haben, passt das doch ausgezeichnet. Und Tante Rosa mag Sie so gerne …«

Eigenartigerweise passte es heute wirklich recht gut, wenn es denn sein musste. Sylvie war mit ihren Eltern schon in der Früh aufs Land gefahren, um Onkel Ottos runden Geburtstag zu feiern

– er wurde heuer fünfundsechzig –, und würde demnach erst spät zurückkommen. Ich fand Onkel Otto grauenhaft und schob bei anstehenden Besuchen immer einen freiwilligen Zusatzdienst ein, um ein Zusammentreffen zu vermeiden. So hatte ich ihn in den Jahren, seit ich mit Sylvie zusammen war, nur dreimal gesehen – aber das reichte mir. Und alleine zu Hause zu sein freute mich nie, also dann eben einkaufen mit Tante Rosa.

Tante Rosa hieß eigentlich Nothburga Rosammer, stellte sich selbst aber auch immer nur als Rosa vor. Ist doch besser als Nothi, sagte sie manchmal ergänzend dazu. Ob sie wirklich von einem uralten Adelsgeschlecht abstammte, wie sie uns oft glauben machen wollte, ist nicht gesichert. Trotzdem verfehlte es seine Wirkung nicht, denn unsere männlichen Patienten bezeichneten sie hinter ihrem Rücken oft scherzhaft, aber trotzdem ehrfurchtvoll als »die Gräfin«.

Mir persönlich gefiel dagegen »Tante Rosa« viel besser, das passte einfach zu ihr. Sie war eine zarte, schlanke Person, trug auch gerne lange Kleider mit passendem Hütchen dazu und stützte sich auf einen Stock mit geschwungenem Silberknauf in Form eines Pferdekopfes. So wirkte sie tatsächlich sehr damenhaft und überspielte gekonnt ihr Alter. Tante Rosa stand kurz vor ihrem achtzigsten Geburtstag, radierte aber auf Dokumenten gerne ihr Geburtsjahr aus und verjüngte sich – früher um ein Jahrzehnt, in letzter Zeit auch gerne mal um zwei.

Sie war schon lange vor meiner Zeit auf die Station gekommen. Freiwillig, wie sie betonte, da sie immer wieder unter schweren Depressionen litt und nach einem misslungenen Selbstmordversuch zu uns gekommen und auf eigenen Wunsch geblieben war. In der Regel waren unsere Patienten um einiges jünger und Tante Rosa sollte schon lange auf die Geriatrie überstellt werden, da sie aber geistig und körperlich mit den anderen noch spielend mithalten konnte, ersparte man ihr das.

Ich ging nach dem Mittagstisch zu ihr in den Aufenthaltsraum, wo sie wie üblich bei einem Tee und ihrer Zeitung saß.

»Schwester Hilde hat mir gesagt, Sie würden gerne etwas einkaufen fahren«, sprach ich sie an, »da begleite ich Sie natürlich gerne.«

Sie hob den Kopf. »Das ist lieb von Ihnen, bitte, ich bräuchte ja keinen Aufpasser, aber wenn die Schwester Hilde das so will, füge ich mich gerne in Ihre Gesellschaft.«

»Wo möchten Sie denn hin?«, versuchte ich auszuloten, wie lange der Einkaufsbummel wohl dauern würde.

»Ich brauche eine neue Bluse und dann einiges aus der Konditorei.« Sie nahm mich beim Arm, zog mich zu sich hinunter und senkte die Stimme. »Für meinen Besuch heute Abend, aber behalten Sie das bitte für sich.«

»Das ist doch klar«, versicherte ich ihr und nahm das mit dem Besuch nicht ernst, da sie nur selten Besuch bekam und abends schon gar nicht.

»Am besten, wir fahren in die Stadt hinein, dann kann ich auch noch in andere Geschäfte schauen, was es sonst so Neues gibt.« Sie war sofort groß in Fahrt. »Ich mache mich sofort fertig.«

Oje, dachte ich, das würde heute ein langer Tag werden.

*

Wir fuhren gleich nach meinem Dienstschluss in den ersten Bezirk. Rosa war wie immer dezent und elegant gekleidet und spendierte uns eine Taxifahrt.

»Sie werden nicht Ihr teures Benzin verfahren«, sagte sie kategorisch und winkte nach einem Wagen, der vor dem Krankenhaus am Standplatz auf Kundschaft wartete. »Das leisten wir uns jetzt. Wenn Sie schon mit mir kommen, sollen Sie nicht auch noch den Chauffeur spielen müssen.«

Wir waren noch nicht einmal die halbe Strecke gefahren, als sie den Taxilenker ersuchte anzuhalten.

»Ich muss mal, meine verdammte Blasenschwäche. Die habe ich immer, wenn ich mich auf etwas freue«, raunte sie mir ins Ohr, und noch bevor ich reagieren konnte, war sie bereits aus dem Wagen gestiegen und in das nächstbeste Geschäft verschwunden.

»Ihre Oma ist ja noch gut unterwegs«, nickte der Lenker anerkennend.

»Ja, leider«, entfuhr es mir leise, was ihn zu einem Grinsen veranlasste. Ohne weiteren Aufenthalt erreichten wir danach die Innenstadt und ließen uns direkt an der Fußgängerzone absetzen.

*

»Was meine Sie? Passt mir die?« Nach einigen erfolglosen Versuchen in drei größeren Geschäften waren wir in einer kleineren Boutique in einer schmalen Seitenstraße gelandet, die auch einiges an Oberteilen mit Spitzen zu bieten hatte. Und Spitzen mussten es sein, da war sich Rosa ganz sicher, alles andere wäre nicht standesgemäß.

Ich blickte auf und traute meinen Augen nicht, vor mir stand Tante Rosa in einer feinen hellgrünen Chiffonbluse, langärmelig, hochgeschlossen, mit zartem Spitzenkragen – aber durchsichtig. Und Rosa trug darunter nur Haut, ohne Büstenhalter. Sie sah meinen erschrockenen Blick, zog ihre Taille ein und streckte den Rücken gerade durch.

»Nicht schlecht für beinahe sechzig«, sagte sie dazu augenzwinkernd mit der Betonung auf *sechzig*. »Also, sollen wir die nehmen?«

»Ja unbedingt, wunderbar!«, sagte ich schnell und schob sie wieder in die Umkleidekabine zurück. Zum Glück war die Verkäuferin auch mit einer zweiten Kundin beschäftigt und niemand hatte den Auftritt bemerkt. Obwohl ich mir zugestehen musste, dass Tante Rosa für ihr Alter tatsächlich noch bemerkenswert kernig gebaut war.

»Ich wollte Sie wirklich nicht verunsichern«, sagte Rosa entschuldigend, nachdem sie in der Boutique bezahlt hatte und wir wieder auf der Straße waren. »Nur, beim Anprobieren muss man ja schauen, ob die Dinge richtig sitzen.«

Ob sie »Dinge« oder »Dinger« sagte, habe ich nicht so genau verstanden, vermied jedoch, darüber nachzudenken, und schob den Gedanken rasch von mir weg.

»Ich sollte vielleicht noch wegen Schuhen schauen.« Sie ging raschen Schritts vor mir her. Schuhe waren gut und ungefährlich. Ich war froh, dass wir das Thema Oberteile für heute abgeschlossen hatten.

Schuhe fanden wir keine passenden, aber dafür ein bedrucktes Schaltuch und den Abschluss unserer Einkaufstour machte die Patisserie. Rosa kaufte zwei kleine dunkle Schokoladenbiskuits und eine Dose mit Butterkeksen, gerade noch vor Geschäftsschluss, denn inzwischen zeigte die Uhr halb sieben Uhr abends.

Derart bepackt fuhren wir nach Hause, wieder mit Taxi, na, mir sollte es recht sein, denn ich war von dem Nachmittag geschafft. Wahrscheinlich mehr als Rosa, die sich über die frühen Schließzeiten beschwerte.

»Da geht man einmal in die Stadt und dann sperren die einem die Geschäfte vor der Nase zu«, maulte sie lautstark. »Kein Wunder, dass die Wirtschaft da zugrunde geht, wenn niemand mehr arbeiten will.«

Kurz bevor der Wagen vor dem Krankenhaus hielt, schlug sich Rosa mit der Hand auf den Kopf. »Ich hab die Creme vergessen!«

»Was?«

»Das Mousse au Chocolat zu dem Schokobiskuit habe ich vergessen.«

»Es ist aber zu spät, um noch was zu besorgen. Alles hat zu.« Ich sagte das sehr bestimmt, denn eine Erweiterung des Shoppings wollte ich auf alle Fälle vermeiden.

»Zu blöd!« Rosa klang richtig verzweifelt, dann tippte sie mir mit dem Zeigefinger auf die Brust. »Sie lassen mich jetzt aber nicht im Stich, wir müssen schauen, dass wir in der Teeküche was finden, das wir eben schnell noch zusammenrühren können.«

Was sollte ich machen, mit einem müden Lächeln ergab ich mich in mein Schicksal. Wir packten die Sachen aus und eilten in die Küche.

»So, schauen wir mal, was wir haben.« Tante Rosa riss in aller Eile den Kühlschrank auf und räumte den halben Inhalt auf den Küchentisch – Milch, Eier, Butter, Zucker.

»Na, zumindest eine Buttercreme bringen wir zusammen«, sagte sie und drückte mir einen Weitling in die Hand mit der Anweisung, gleichmäßig zu rühren. Zu meinem Erstaunen wurde es tatsächlich eine Creme und gekonnt überzog Tante Rose damit die beiden Biskuits und setzte noch einen kleinen Tupf Marmelade darauf.

»Na also, besser als nichts«, meinte sie, die beiden kleinen Törtchen betrachtend. »Danke vielmals, Herr Arnold, Sie haben mich gerade gerettet.«

Für mich war es endlich das Zeichen, dass meine Arbeit zur Zufriedenheit erledigt und ich entlassen sei. Sie hatte tatsächlich etwas von einer Gräfin, musste ich nun schmunzeln. Tante Rosa verzog sich mit den zwei Törtchen in ihr Zimmer, ich säuberte noch die Teeküche und überlegte mir dabei, was ich der Kollegenschaft sagen würde, deren Lebensmittel wir eben verbraucht hatten.

*

»Na, wie war es mit der Rosa?«, fragte mich Schwester Melanie, als sie mich in unserem Dienstzimmer sitzen sah.

»Etwas nervenaufreibend, die Frau hat eine Energie, unglaublich«, sagte ich und erzählte ihr von meinem Erlebnis mit Rosa in der Boutique, meinem Einsatz als Konditor und nahm ihr zuletzt das Versprechen ab, niemandem weiterzuerzählen, dass ich Tante Rosa oben ohne gesehen hatte. Melanie lachte herzlich über meine Schilderungen.

»Und wer wird jetzt die Törtchen essen?«, fragte sie interessiert.

»Keine Ahnung und so genau möchte ich das auch gar nicht wissen.«

Melanie machte ihre Abendrunde, inzwischen war es neun vorüber und wurde langsam dunkel. Da die Luft noch immer recht schwül war, beschloss ich, meinen langen Arbeitstag vor der Heimfahrt mit einem eiskalten Getränk ausklingen zu lassen. Die Terrasse unseres Pavillons hatte im hinteren Teil einen kleinen Vorsprung, wo meistens ein wenig frischer Wind um die Hausecke strich. Dort setzte ich mich in einen der bequemen Liegestühle.

*

Ein seltsames Geräusch drang in mein Bewusstsein. Ich schlug die Augen auf und sah – absolut nichts. Nach einem kurzen Moment der Orientierungslosigkeit fiel mir ein, dass ich zuletzt auf der Terrasse saß. Es war also nun bereits Nacht und ich musste eingeschlafen sein. Ich wollte eben die Arme ausstrecken und herzhaft gähnen, als ich das Geräusch wieder hörte. Jetzt konnte ich es als Klirren von Gläsern identifizieren, dazwischen leises Lachen und Flüstern. Ich hob vorsichtig den Kopf und lauschte. Tatsächlich, einige Meter von mir entfernt, gleich hinter dem Mauervorsprung war jemand.

Vorsichtig, um absolute Stille bemüht, stand ich auf und tastete mich vorsichtig an die Ecke heran. Einige Blumentröge, die dort standen, verdeckten mich, als ich um den Vorsprung herumschaute. Erkennen konnte ich aufgrund der Dunkelheit niemanden, aber zumindest sah ich eine Silhouette, die in Bewegung war. Als sich meine Augen an die Dunkelheit gewöhnt hatten, bemerkte ich, dass der verschwommene Umriss aus zwei Personen bestehen musste, die auf einem der Terrassenbetten lagen. Jetzt, wo ich dem Geschehen näher war, entnahm ich auch einzelne der geflüsterten Worte. Worte, die ich von mir und Sylvie kannte, wenn wir … Es traf mich wie ein Keulenschlag, vor mir auf der Veranda lagen zwei und waren in ein Liebesspiel verstrickt.

Ich zog den Kopf zurück, was sollte ich tun? Vorbei zum Ausgang und die beiden stören wollte ich nicht. Leise zog ich mich wieder auf meine Liege zurück und starrte in die Nacht hinaus. Es konnten nur Patienten sein, die ein wenig Nähe genossen, warum auch nicht, diese Bedürfnisse sind schließlich ganz normal, sagte ich mir. Ich hatte oft gehört, dass diese Dinge auch im hohen Alter nicht aufhören, die direkte Konfrontation damit überraschte mich aber nun doch.

Die Zeit verging quälend langsam. Ich begann, die Kondition der beiden zu bewundern.

»Lange kann es ja jetzt nicht mehr dauern«, sagte ich zum wiederholten Mal tonlos vor mich hin und versuchte, die Ohren zu schließen, um so wenig wie möglich von dem Geschehen mitzubekommen.

Der Discosound meines Handys zerriss schrill die dezente Stille und meine Überlegungen. Während ich in die Hosentasche fuhr, um möglichst schnell abzuheben, hörte ich aufgeschreckte Poltergeräusche von der Liege mit den beiden Spätverliebten hinter der Ecke.

»Hey, wo bist du? Es ist halb zwölf!«, drang Sylvies Stimme durch die Leitung.

»Ich bin noch im Spital, ich bin eingeschlafen. Aber ich komm jetzt.«

»Es wird aber auch Zeit.« Sie hatte grußlos aufgelegt. Sie war also sauer, auch das noch.

Auf der Terrasse wurde es hell. Schwester Melanie, die die Geräusche gehört hatte, kam nachschauen, was los sei, und hatte das Licht angeknipst. Die Terrasse war aber bereits leer.

»Du bist noch da?«, meinte sie erstaunt, als ich um die Ecke kam.

»Ja, ich muss eingenickt sein«, sagte ich nun gähnend.

»Da hat jemand was stehen lassen«, sagte sie und deutete auf den Terrassentisch, »nimmst du das bitte noch mit, wenn du hereinkommst?«

»Ja, gerne«, antwortete ich hilfsbereit und nahm die Gläser, die dort standen, und die beiden Teller, auf denen sich noch Reste von Schokoladenbiskuit und selbst gemachter Buttercreme befanden, die mir sehr bekannt vorkam.

8

Bastelstunde oder Begegnung mit Doktor Griesinger

Der Hochsommer, der in diesem Jahr brütend heiß gewesen war, neigte sich seinem Ende zu und so nach und nach wurden auch die Nachmittage erträglicher. Sylvie konnte es überhaupt nicht leiden, wenn die Hitze zwischen den Häusern der Stadt stand und kein einziger Lufthauch Abkühlung versprach.

Deshalb nutzten wir jeden freien Tag, um die wenigen Kilometer Richtung Süden zum Neusiedlersee zu fahren. Die Eltern einer langjährigen Freundin von Sylvie hatten dort eine kleine Strandhütte und so kamen auch wir in den Genuss eines tageweisen Badedomizils.

Es war der erste Montag im September, das Wetter prächtig und die Schulkinder mussten ab heute wieder in den Unterricht. Das bedeutete, die Badehütten der Nachbarn würden leer sein, kein Kindergetobe konnte rundum stören und sogar der Verkehr, der in den Erholungsgebieten an den Wochenenden meist unerträglich dicht war, sollte erträglich sein.

Somit hatte sich Sylvie arbeitsmäßig freigeschaufelt, um ein letztes Mal den Badesee zu genießen. Ich hatte leider meine Diensteinteilung nicht ändern können, weshalb sie mich noch mit dem Auto beim Krankenhaus vorbeibrachte und dann freundlich winkend abzog. Meine Laune war demnach nicht die beste. Noch dazu hatte ich eine leichte Sommergrippe, die mich seit über einer Woche hartnäckig begleitete, und fühlte mich ziemlich verkühlt.

»Sicher habe ich das einem unserer Patienten zu verdanken«, brummte ich vor mich hin, als ich die Treppen zur Station hinaufging und heftig niesen musste. Aber an Krankenstand war nicht zu denken, da aufgrund der gerade auslaufenden Urlaubssaison alle unsere Abteilungen unterbesetzt waren.

»Wir haben heute Gäste zum Basteln«, empfing mich Oberschwester Hilde. Wie immer schien sie gegen alle Krankheiten gefeit zu sein und strotzte anscheinend vor Gesundheit.

»Und was hat das mit mir zu tun?«, fragte ich und schnäuzte mich demonstrativ, um zu zeigen, dass ich eigentlich schwer krank war. »Die Gruppe macht doch die Melanie.«

»Die aber leider mit Grippe zu Hause liegt.«

Hildchen klang fast so, als würde sie sich darüber freuen, und überging meinen Zustand vollkommen. Und ich musste mit unseren Leuten basteln gehen, das hatte mir gerade noch gefehlt.

Im letzen Obergeschoss des Nebenpavillons befand sich ein größerer Werkraum, den wir einmal pro Woche für einen ausgiebigen Bastelnachmittag nutzten. Für unsere Bewohner war es eine willkommene Abwechslung, für das Pflegepersonal hieß es, ständig auf der Hut zu sein, da die Vielzahl an dort vorhandenen Werkzeugen, Malutensilien und sonstigen Dingen auch gerne mal für Verletzungen sorgte.

»Was denn für Gäste?«, fragte ich nach.

»Von Station sieben kommen einige Herrschaften, da die dort unterbesetzt sind und von uns heute nur Alex teilnimmt, da die anderen unserer Mitbewohner lieber auf der Terrasse bleiben.«

»Und die ganze Gruppe habe ich alleine?« Ich empfand das als ziemliche Zumutung, auch noch die Patienten einer fremden Station betreuen zu müssen.

»Na, das ist doch kein Problem, die beschäftigen sich sowieso selbst.« Damit ließ sie mich stehen.

»Na, super«, zerquetschte ich leise zwischen meinen Lippen. »Wunderbarer Montagmorgen.«

*

Um zwei Uhr, nach dem Mittagessen und einer Ruhestunde, holte ich die Schlüssel für das Bastelzimmer, so hieß der Werkraum bei uns, und sammelte Alex ein, der bereits voller Freude auf mich wartete.

»Mach schöne Sachen, krieg immer Cola dafür«, sagte er, als er hinter mir aus dem Haus trottete. Er war immer der Erste, wenn es außerhalb der Station etwas zu tun gab, und beim Basteln war er ganz in seinem Element.

Vor dem Nebenpavillon wartete schon eine Gruppe auf uns, drei ältere männliche Patienten, von denen mich einer verächtlich musterte, eine Dame im Rollstuhl und ein junger Arzt, der die Leute hergebracht hatte. Er begrüßte mich mit einem kurzen Kopfnicken und wir gingen zum Lift.

»Ich bleibe gerne mit der Gruppe da, falls Sie Unterstützung brauchen«, meinte er dabei zuvorkommend. »Natürlich nur, wenn Sie möchten. Ich bin übrigens Doktor Griesinger.«

»Ah ja«, ich kannte seinen Namen, wusste jedoch bisher nicht, auf welcher Station er arbeitete. »Geht das auch zeitlich bei Ihnen?«

»Ohne Problem, ich habe nur Bereitschaft, und wenn etwas sein sollte, benachrichtigt man mich.« Er klopfte dabei auf die Außentasche seines Kittels, wo wahrscheinlich sein Pieper steckte.

Sehr gut, dachte ich über das Angebot, da könnten sich unsere Ärzte eine Scheibe abschneiden.

»Sehr nett von Ihnen, Herr Doktor«, war ich froh darüber und nahm dankend an. Damit hatte ich zumindest etwas Hilfe bei der Aufsicht. Nachdem wir die Rollstuhlfahrerin und die Patienten in den Lift verfrachtet hatten, blieb gerade noch Platz für eine Person.

»Bitte fahren Sie mit, Herr Doktor«, sagte ich und hielt ihm die Lifttür auf, »unser Alex und ich gehen zu Fuß. Es sind ja nur drei Stockwerke und der Alex fährt auch nicht gerne mit einem Aufzug.«

Die Türe schloss sich und ich ging mit Alex zu den Treppen, froh, nicht in dem heißen Lift stecken zu müssen. Außerdem war es Alex tatsächlich unheimlich in Liften, und wenn es Treppen gab, benutzte er bevorzugt diese.

Als wir in den dritten Stock kamen und vom Stiegenhaus um die Ecke zur Lifttür bogen, blinkte das rote Lämpchen.

»Machen roten Blitz«, sagte Alex sofort und deutete mit beiden Zeigefingern auf die Schalttafel. Ich sah nach oben zur Stockwerksanzeige und auch dort blinkten die beiden Leuchtziffern der Etagen zwei und drei.

»Da müssen wir eben wieder hinunterschauen«, sagte ich zu Alex, »ob etwas nicht funktioniert oder ob es bloß ein Irrtum ist.«

»Nix Irrtum, wenn Blitze, dann nix fahren!« Alex war sehr aufgeregt, als wir begannen, die Stufen wieder hinunterzulaufen. Ich wunderte mich über seinen logischen Schluss, aber vielleicht war er ja selbst einmal in einem Lift stecken geblieben und die Angst darüber saß ihm noch im Nacken.

Als wir im zweiten Stock zur Aufzugstüre kamen, hörten wir bereits die Rufe aus dem Liftschacht. Die Kabine saß also tatsächlich zwischen den beiden Geschossen fest. Die Frau im Rollstuhl wimmerte und weinte dazwischen.

»Was machen Sie denn? Kennen Sie sich denn gar nicht aus?«, schimpfte einer der Patienten lautstark und zornig, wahrscheinlich war es der, der mich schon zuvor so böse angesehen hatte.

»Hallo, wir stecken«, hörte ich jetzt Griesinger in dem Stimmengewirr.

»Wir sind schon hier, Herr Doktor, direkt über Ihnen.« Ich rief die Worte mit möglichst sicherer und beruhigender Stimme hinunter, wusste aber nicht, wie ich im Augenblick helfen sollte. »Sind Sie alle wohlauf?«

»Ja, alles bestens, ich komme schon zurecht«, kam es vom Doktor dumpf aus dem Schacht zurück. »Nur beeilen Sie sich, denn die Dame im Rollstuhl hat Klaustrophobie.«

»Ja, ich rufe sofort in der Verwaltung an …« Ich griff zum Diensthandy und war nun froh, dass Alex und ich nicht auch im Aufzug steckten und dass zumindest ein Arzt bei den Patienten war.

Die Verwaltung sandte uns Joschi, der nicht nur unser Hausmechaniker, sondern auch der Mann für alle Fälle im Krankenhaus war – das war eine Erleichterung für mich. Als er kam, winkte er schon von Weitem mit dem Schlüsselbund.

»Wir müssen in den Keller«, rief er mir entgegen, »dort ist die Türe zum Technikraum und da gibt es eine Kurbel, mit der wir den Aufzug händisch bewegen können.«

»Wir gehen hinunter zur Technik«, rief ich in den Lift hinein.

»Gut, habe es schon gehört«, kam es vom Doktor zurück. »Gehen Sie nur, ich habe hier alles im Griff.«

»Alex, bleibst du bitte hier, falls jemand kommt?«, fragte ich noch schnell unser Riesenbaby, »dann kannst du Auskunft geben, was los ist.«

»Bleiben und sagen, ja«, nickte er. Trotz seiner eigenen Aufregung freute er sich über den Auftrag und bezog Stellung am Flur, während ich mit unserem Haustechniker in den Keller lief.

*

»Shit! Der ist es auch nicht!« Joschi klang etwas genervt. Er hatte bereits alle Schlüssel von seinem Bund probiert, doch keiner passte. »Die müssen beim letzten Service das Schloss getauscht haben und der neue Schlüssel liegt wahrscheinlich irgendwo in der Verwaltung herum.«

»Und was jetzt? Ich weiß nicht, wie lange der Arzt die Leute noch ruhig halten kann.«

»Wir brechen auf«, sagte Joschi kurz entschlossen.

Er ging in den angrenzenden Kellerraum und holte die dort an der Wand befestigte Feueraxt. Er zog die Blechtüre an der Oberkante aus dem Rahmen, klemmte den langen Stiel dazwischen und lehnte sich dagegen. Bereits beim zweiten Versuch gab das Schloss nach und die Türe sprang mit einem lauten, metallischen Geräusch auf.

»Da!«

Ich deutete auf die große eiserne Kurbel, die seitlich an dem Liftgestänge hing. Sie hatte vorne einen dicken, kantigen Kopf und einen längeren Griff aus Holz. Irgendwie erinnerte sie mich an die alten Geräte, mit denen man vor hundert Jahren Autos anstartete. Ich reichte sie dem Techniker hinüber, der sie in eine Führung steckte und zu drehen versuchte – vergeblich. Von oben hörte man wieder leises Sprechen und Schimpfen durch den Schacht herunter.

»Sie müssen mir helfen«, stöhnte Joschi, dessen Gesicht von der Anstrengung schon rot anlief.

Ich versuchte also, den Griff von der anderen Seite zu fassen, und zwängte mich in den engen Spalt zwischen Aufzug und Wand hinein. Dabei hoffte ich nur, dass mich nicht einer der wuchtigen Gestängeteile zerquetschen würde, wenn sich der Aufzug bewegte.

Mit vereinten Kräften zerrten wir an dem Holzgriff, aber außer einem einmaligen kurzen Rucken brachten wir die Kurbel keinen Millimeter weiter.

»Machen wir das sicher richtig?«, keuchte ich.

»Schon, aber wahrscheinlich ist die Schmierung schon so eingedickt, dass wir den Totpunkt nicht überwinden können. Am besten, wir holen die Feuerwehr.« Unser Riese fiel mir ein.

»Alex …«, sagte ich und ließ die Kurbel aus.

»Was?« Joschi verstand natürlich nicht, was ich meinte.

»Ich hole den Alex, meinen Patienten, der hat Riesenkräfte. Wenn er es nicht schafft, können wir immer noch die Feuerwehr anrufen.«

»Na gut, wenn Sie meinen. Ich glaube zwar nicht, dass ein Mensch die Kraft hat …«

Ich sprintete bereits nach oben.

»Alex, du musst uns helfen, wir sind nicht stark genug, um den Aufzug weiterzukurbeln«, rief ich, als ich im zweiten Stock um die Ecke lief. Und nach unten in den Liftschacht hinein sagte ich ermutigend: »Gleich ist es so weit.«

Glücklicherweise hatte der Patient von Doktor Griesinger aufgehört zu schimpfen, nur die Frau im Rollstuhl zeterte noch leise.

Wieder im Keller, legte Alex seine Schaufelhände um die Kurbel, die beinahe drinnen verschwand, und grinste mich an.

»Alex macht gut, kriegt Cola dann?«

»Ja, auch zwei, wenn du es schaffst«, versuchte ich, ihm Mut zu machen, und deutete auf die Kurbel. »Jetzt versuch es, bitte.«

Er zog an der Kurbel, die eine Vierteldrehung machte, dann aber wieder steckte.

»Ah, brauchen große Kraft!« Alex jubelte förmlich, dass sich die Kabine gegen seinen Versuch gewehrt hatte. »Jetzt geht sicher …«

Er ging etwas in die Knie, fasste die Kurbel so fest, dass seine Knöchel weiß wurden, und dann kurbelte er in einem Zug fünf Umdrehungen durch, bis die Kabine oben im zweiten Stock einrastete.

»Wow«, entfuhr es sogar Joschi und er klopfte Alex anerkennend auf die Schulter. »Jemanden, der so stark ist, habe ich noch nie gesehen!«

Als Alex und ich wieder hinaufkamen, hatte Doktor Griesinger bereits die Lifttüre mit der Nottaste geöffnet und schob gerade den Rollstuhl aus der Kabine. Er hatte wirklich ganze Arbeit geleistet. Während unserer Rettungsaktion redete er unablässig auf den lauten Patienten ein, erklärte ihm mit einfühlenden Worten die Situation und schaffte es schließlich, ihn zu beruhigen. Überdies kümmerte er sich um die ältere Patientin, die nun ebenfalls wieder ziemlich gefasst in ihrem Rollstuhl saß. Ausgezeichnet, dachte ich, mit so einer Situation wären wahrscheinlich sogar viele ältere und erfahrene Ärzte überfordert gewesen.

Wir schafften die Patienten noch eine Etage höher in den Bastelraum und gingen dann in die kleine Teeküche, die angrenzend lag.

»Ich mache uns einmal einen Kaffee«, sagte ich erschöpft und nieste, »den haben wir uns jetzt verdient.«

In der Aufregung hatte ich meine Grippe ganz vergessen gehabt, fiel mir dabei auf.

»Sie sind ja verkühlt«, stellte Griesinger fest, beugte sich zu mir und nahm ein Stethoskop aus der Tasche seines Kittels. »Lassen Sie mal hören.«

»Ist nur eine Sommergrippe«, sagte ich und knöpfte bereitwillig mein Hemd auf.

»Na, eine Grippe ist das nicht, sonst hätten Sie Fieber«, meinte er, während er mich abhorchte. »Es ist eher eine Verkühlung mit einer leichten, linksseitigen Bronchitis. Ich habe leider keinen Block mit, dass ich Ihnen was aufschreiben könnte, aber es ist sowieso besser, Sie besorgen sich was Homöopathisches. Ich bin gar nicht für die Mengen an Chemie, die heutige Ärzte normalerweise verschreiben.«

»Und was sollte ich …?«

»Einfach Belladonna-Dragees oder auch Tropfen«, er steckte das Stethoskop wieder ein, »die bekommen Sie in jeder Apotheke. Und schonen Sie sich ein paar Tage, dann wird das bald wieder.«

»Ja, Herr Doktor, da sind Sie!« Ein anderer Arzt kam in die Teeküche und nickte uns begrüßend zu. »Ich suche Sie schon überall.«

»Was gibt's denn?«, wollte Griesinger wissen.

»Ihre Gruppe wartet unten schon auf Sie«, sagte er liebenswürdig, »bitte gehen Sie doch gleich mit Frau Christa mit, die bringt Sie direkt hin.« Mit Christa war eine Krankenschwester gemeint, die hinter dem Arzt in die Teeküche gekommen war.

»Sie sehen, leider ruft mich die Pflicht«, sagte Griesinger darauf zu mir und stand auf. »Man hat eben nie seine Ruhe. Also, wenn Sie noch was brauchen, ich bin dann auf der Station.« Er verabschiedete sich kurz und ging mit Schwester Christa hinaus. Irgendwie verstand ich die Sache nicht.

»Sehr freundlich, dass Sie auf unseren Herrn Fleischer aufgepasst haben«, bedankte sich der Arzt jetzt bei mir. »Er büchst uns in letzter Zeit öfters aus und es dauert dann immer eine Weile, bis wir ihn finden.«

»Herr Fleischer …?« Ich war verwirrt.

»Ja, so ist sein richtiger Name, aber wenn er seine Schübe hat, dann glaubt er, er wäre Doktor Griesinger aus dem neunzehnten Jahrhundert, organisiert sich einen Ärztekittel und spaziert im ganzen Krankenhaus herum.«

Ich schlug mir im Gedanken auf den Kopf – Griesinger, natürlich! Nun wusste ich mit einem Mal auch, wo ich den Namen schon gehört hatte, der mir sofort so bekannt vorgekommen war: natürlich in meinem Unterricht zur Geschichte der Psychiatrie während meiner Ausbildung. Wilhelm Griesinger war einer der Begründer der wissenschaftlichen Psychiatrie.

»Glücklicherweise haben Sie alles richtig gemacht und die Situation beruhigt«, meinte der Arzt noch, »denn wenn man ihn dann falsch anspricht, kann er ziemlich unangenehm und aggressiv werden.« Er ging und ich vermied es, ihm von unserer Liftpanne und meiner Untersuchung bei dem falschen Doktor Griesinger zu erzählen. Trotzdem fand ich es erstaunlich, mit welcher Sicherheit er aufgetreten und wie fürsorglich er mit den beiden Patienten in der Krise umgegangen war.

Am Abend nach dem Dienst konnte ich daher nicht anders, fuhr noch bei einer Nachtapotheke vorbei und besorgte mir Dragees mit Belladonna-Extrakt, schließlich hatte sie mir Doktor Griesinger – und als dieser blieb er auch in meiner Erinnerung – verordnet.

Sie halfen, die Verkühlung klang ab und ich verwende sie bei Husten oder Erkältungen bis heute.

Auch Alex vergaß das Erlebnis nicht so schnell. Natürlich bekam er nach der Befreiung der Patienten zwei Colas von mir und von Oberschwester Hilde sogar noch eine extra am nächsten Tag, als wir ihr die Geschichte erzählten. Wie ein Kind, das für etwas großes Lob bekommen hatte, war er voll Stolz auf seine tolle Leistung und noch nach Wochen fragte er mich oft, ob im Krankenhaus nicht mehrere Aufzüge wären, die man kurbeln müsse.

9

Bungee-Jumping oder hoch sieht von oben anders aus

Urlaub! Ja endlich, nach fast zweieinhalb Jahren konnten Sylvie und ich wieder einmal gemeinsam in die Ferien fahren. Mittlerweile hatte ich mein erstes Jahr auf der Station absolviert und Urlaub eingereicht, der auch bewilligt wurde. Es waren zwar nur zehn Tage und auch bereits Anfang Oktober, aber das Wetter schien prächtig zu werden und unsere spontane Reise ging nach Frankreich.

Sylvie hatte eine Tante, die in der Nähe von Sainte Anastasie bei Brignoles lebte. Eigentlich war sie nur eine Bekannte der Familie, die aber, nachdem sie nach Südfrankreich geheiratet hatte, als Verwandte adoptiert wurde. Und Verwandte muss man bekanntlich besuchen, überhaupt wenn sie ein schönes altes Steinhaus in der Provence bewohnen. Der Mann von Tante Birgit, jetzt bei uns in Wien nur mehr in liebevollem Französisch Brischit gerufen, arbeitete als Verwalter auf einem der großen Weingüter. Birgit war von Beruf Lehrerin, da sie aber in Frankreich keine Zulassung hatte, gab sie nur privaten Nachhilfeunterricht in Deutsch und Englisch. Eigentlich machte sie das hauptsächlich zur Zeitzerstreuung, denn finanziell nötig hatte es die Familie nicht.

Wir setzten uns also ins Auto und fuhren die Nacht durch, um am nächsten Vormittag ohne Ankündigung bei Birgit aufzutauchen. Sie freute sich immer über Besuch aus der Heimat, so auch diesmal über unseren. Bei ihr hatte man stets das Gefühl, willkommen zu sein.

Das Haus lag hoch oben an einem der Westhänge und so konnte man jeden Abend den Blick in den Sonnenuntergang über den Hügeln des Weinlandes genießen. Wir genossen die wenigen Tage in vollen Zügen. Obwohl Sylvie und ich nun bereits seit über sechs Jahren zusammen waren, drei davon als Ehepaar, waren wir noch immer verliebt wie am ersten Tag und konnten nicht voneinander lassen. Na ja, zumindest im Urlaub war das so.

Unterhaltung gab es in dem kleinen Ort wenig und so freute es uns, als Birgit ankündigte, mit uns zu einem Volksfest zu fahren, das zwei Dörfer weiter gefeiert wurde. Natürlich trödelten die Frauen – ich hoffe, jetzt nicht als unverbesserlicher Macho dazustehen – und so kamen wir statt am frühen Nachmittag erst gegen Abend in das kleine, zauberhaft gelegene Städtchen. Schon von Weitem war der hohe, alles überragende Turm zu sehen, der ehemals zu einer Dorfbefestigung gehört haben dürfte, von der jedoch sonst nichts mehr übrig war. Nun wurde der Turm als Kulturzentrum genutzt, es gab ein uriges Restaurant gleich daneben und einen modernen Anbau aus Stahl und Glas, der eine Gemäldegalerie mit Werken lokaler Künstler beherbergte.

»Da schau, das müssen wir probieren«, sagte Sylvie bestgelaunt, als wir in den Parkplatz einbogen, und deutete auf das bunte Plakat, das rechts und links der Einfahrt geklebt war. Darauf war der Turm abgebildet und darunter wurde die ultimative Attraktion des Volksfestes beworben: Bungee-Jumping vom Turm! Und darunter stand etwas von zwanzig Metern. Na, das konnte ja heiter werden, denn mir war klar, wenn Sylvie Lust hatte, dort hinunterzuspringen, dann blieb mir das auch nicht erspart, wollte ich nicht als Weichei dastehen. Mir begannen leicht die Knie zu zittern und mein Schritt war sehr verhalten, als wir uns durch das Getümmel in Richtung Turm durchschlugen.

»Tut mir leid, ist bereits zu, war nur bis fünf Uhr.«

Das oder etwas Ähnliches musste der Mann mit der Baskenmütze am Eingang gesagt haben. Ich verstand zwar kein Wort seines gelangweilten Französisch, aber seine Handbewegung und sein Deuten auf die Uhr waren eindeutig. Am liebsten hätte ich ihn umarmt. Kaum war jedoch die Gefahr gebannt und ein Sprung vom Turm nicht mehr tatsächlich möglich, fand ich es mit einem Mal bedauerlich.

»Schade«, sagte ich zu Sylvie, »hätt ich gerne mal probiert.«

»Wirklich?«

»Klar, was sind denn schon zwanzig Meter«, setzte ich mit einem geschulten Blick auf den Turm nach.

»Na, ich weiß nicht, ob ich mich dann wirklich getraut hätte.«

»Man ist ja mit einem dicken Seil gesichert, was soll da schon passieren. Eigentlich eine Kleinigkeit.«

Sie nahm spontan meine Hand und sah mich stolz von der Seite an. Ich war jetzt der Held des Tages und genoss es.

*

»Guten Morgen!«, dröhnte Oberschwester Hilde, als ich die Station betrat. »Na, wieder da und gut erholt?«

»Ja, danke.« Ich gähnte verhalten und schlurfte in das Dienstzimmer, um mich umzuziehen.

Die restlichen Tage in Frankreich waren ohne weitere Vorkommnisse wie im Nu verflogen. Heute war ich bereits wieder bei strömendem Regen und saukalten Wiener Oktobertemperaturen in der Straßenbahn gesessen und in den Dienst gefahren, noch dazu gleich ein Nachtdienst. So war das immer, Urlaubswochen waren einfach kürzer als Arbeitswochen, da drehte jemand gehörig an der Zeitschraube, anders war das nicht zu erklären.

Alex, unser Riese, drückte mir zur Begrüßung beide Hände, also eigentlich zerdrückte er sie mir fast, so als wäre ich ein Jahr lang fort gewesen. Auch Paul freute sich augenscheinlich, dass ich wieder da war, und sogar Rostock nickte kurz und militärisch in meine Richtung. Das versöhnte mich wieder einigermaßen mit dem ersten

Nachurlaubstag, denn meine schrägen Vögel waren mir inzwischen doch recht ans Herz gewachsen.

Hildchen ging mit mir die Dienstübergabe durch. Seit einer Woche hatten wir einen neuen Patienten namens Stefan. Ich sollte dann in den Pflegestandsmeldungen das Wichtigste über ihn nachlesen, meinte sie. Also nahm ich mir nach dem Abendessen, während die meisten anderen vor dem Fernseher saßen, die Unterlagen.

Stefan Wessely, geboren in Salzburg, war fünfundvierzig Jahr alt und stammte aus einer gut situierten Familie. Er hatte – gemeinsam mit seinem Bruder Eugen – den väterlichen Betrieb übernommen. Sie besaßen zwei Geschäfte, eines in Salzburg und eines in Wien, und handelten mit Ausrüstungen für die Jagd, von Rucksäcken und Taschenlampen bis hin zu Jagdhörnern.

Bereits in jungen Jahren war bei ihm erstmals eine massive Zwangsstörung aufgetreten. Er litt unter dem spontanen Impuls, sich fallen zu lassen – anfangs nur zu Boden, später dann von Leitern oder Treppen. Zweimal war er deswegen schon in ambulanter Behandlung gewesen, hatte sein Leben aber danach wieder annähernd normal aufgenommen. Vor drei Monaten jedoch, als er zu der Jadggesellschaft bei einem seiner Kunden eingeladen war, ließ er sich aus fünf Metern Höhe aus dem Hochstand fallen. Er überlebte mit mehreren Knochenbrüchen und Quetschungen, kam aber nach dem Ausheilen seiner Verletzungen zu uns auf die Station in eine intensive Tagestherapie und verbrachte die Nächte in einer betreuten Wohneinrichtung, wo er auch nachts unter einer gewissen Kontrolle stand. Ich schüttelte den Kopf, was es doch alles gab.

Gegen sechs Uhr früh kam die Nachricht.

»Ich wollte Ihnen nur sagen, dass Herr Wessely verschwunden ist«, tönte eine verschlafene Stimme aus dem Telefon. »Er wird also heute wahrscheinlich nicht zur Therapie kommen.«

»Seit wann?«

»Genau kann man es nicht sagen, er muss in der Nacht weggegangen sein, ich habe es vor etwa einer Stunde bemerkt.«

»Ja, danke für die Information, was unternehmen wir jetzt?«

»Da würde ich einmal weiter gar nichts machen«, kam es zurück, »ich habe laut Vorschrift die Polizei verständigt, mehr kann man in so einem Fall nicht tun.« Er hatte aufgelegt. Typisch, dachte ich.

Etwas später erhielt ich noch über Fax eine Kopie der Meldung, die davor an die Polizei gegangen war. Sie bestätigte, dass unser Patient, bekleidet mit Jeans und einem grünen Parka, abgängig war.

Als um halb sieben Schwester Hilde kam, berichtete ich ihr von dem Vorfall. Sie war ebenfalls besorgt.

»Vielleicht könnten Sie schauen, ob Sie ihn irgendwo sehen, weil, die Polizei unternimmt so schnell sicher nichts. Weit kann er ja nicht sein, es ist ja nur ein Katzensprung von der Wohnung bis hierher.«

Ich gab also Sylvie eine SMS, dass ich zum Frühstück nicht auftauchen würde, und bat noch einen Kollegen, mich bei der Suche zu begleiten. Widerwillig erklärte er sich nach einiger Überredungsarbeit meinerseits bereit mitzukommen.

Eine halbe Stunde später – wir waren den Weg zwischen der betreuten Wohneinrichtung, in der Herr Wessely logierte, und dem Krankenhaus bereits zweimal abgegangen und hatten in jede Seitengasse hineingesehen–, gaben wir schließlich auf.

»Sinnlos«, sagte mein Kollege, »er könnte überall sein, und wenn er bereits in der Nacht weggegangen ist, dann müssten wir halb Wien absuchen.«

»Du hast recht«, meinte ich darauf und war auch relativ sicher, dass unser Vorhaben kein Resultat mehr bringen würde.

»Dann beenden wir doch die Suche und genehmigen wir uns ein kleines Frühstück bei Herta.«

»Okay, hört sich gut an, ich bin dabei.«

Das kleine Café Herta lag in einer versteckten Sackgasse, direkt an der Außenmauer des Krankenhauses, und war ein Geheimtipp. Natürlich einer, von dem alle wussten, dementsprechend voll war es dort meistens. Herta, so hieß die Besitzerin des Cafés, sperrte bereits um sechs Uhr morgens auf und man konnte dort, wenn man in den Dienst ging oder von ihm kam, herrliche Butterkipfeln, Schinkenweckerl oder Käsestangerl bekommen. Dazu gab's mehrere Sorten Kaffee, Tee oder Kakao – ein Paradies für übernächtigte Schlemmer. Als wir in die Sackgasse einbogen, zupfte mich mein Kollege an der Schulter.

»Hast du nicht gesagt, der Wessely hätte einen Parka und Jeans an?«, fragte er dazu und blieb stehen.

»Ja, so stand es in der Meldung an die Polizei.«

»Schau mal …« Mein Kollege deutete nach oben.

Ich folgte seinem Zeigefinger und erstarrte. Wir standen vor einer Baustelle in der Gasse, wo, eingezwängt zwischen zwei Häusern, ein hoher Kran stand. Ganz oben auf dem Ausleger turnte eine Gestalt, beugte sich über das Metallgestänge und schaute nach unten in die tiefe Baugrube. Die Gestalt war eindeutig männlich, hatte einen grünen Parka an und darunter Jeans – Stefan Wessely.

»Nun hat er anscheinend etwas gefunden, wo sich das Hinunterfallen einmal lohnt«, bemerkte mein Kollege sarkastisch. Ich hatte ihm unterwegs die Geschichte von Herrn Wessely erzählt und fand seine Bemerkung wirklich nicht angemessen in der Situation. Aber ich nahm mir keine Zeit, darüber nachzudenken.

»Ruf im Spital an und die Polizei«, rief ich und spurtete los. Durch den Regen des Vortags versank ich sofort bis zu den Knöcheln im aufgewühlten Matsch.

»Hey, was machen Sie?«, rief einer der beiden Arbeiter, die gerade aus dem Mannschaftscontainer kamen. Ich ließ mich jedoch nicht ablenken oder aufhalten und rannte weiter bis zu dem grauen Betonsockel des Krans und kletterte in das Gewirr von eisernen Verstrebungen.

»Warten Sie, bleiben Sie stehen …«, brüllte ich dabei nach oben. Wessely hielt weder inne noch schaute er zu mir herunter, ja anscheinend hörte er mich gar nicht, so besessen war er von seinem Plan. Mir blieb also nichts anderes übrig, als zu ihm hinaufzuklettern. »Ich komme zu Ihnen hinauf, ich hole Sie!«

An einer Innenseite des Gittermastes waren die Verstrebungen zu einer Eisenleiter zusammengeschweißt. Die stieg ich nun, so schnell es ging, nach oben, immer wieder beruhigende Worte rufend. Dabei fluchte ich leise vor mich hin, denn nach meiner Erfahrung mit unserem selbst ernannten Baumeister, Herrn Valentin, und dem Umbau von Sylvies Arbeitszimmer hatte ich mir geschworen, nie wieder eine Baustelle zu betreten.

Ganz oben waren dann die Führerkabine und direkt darüber der Ausstieg in den Ausleger. Ich schnaufte kurz durch, erschöpft von dem Aufstieg. Einige Meter vor mir stand Wessely und schaute noch immer von mir weg in die Tiefe. Ich turnte vorsichtig nach vorne, um ihn nicht zu einer Überreaktion zu veranlassen, dann packte ich mit festem Griff an seiner Schulter.

»Ja sind S' den vollkommen geistesgestört!?«, schrie mich der Mann im grünen Parka an und fuhr herum. »Was erschrecken S' mich denn, wolln Sie am Ende, dass ich hinunterfalle?«

Mit einem zornigen Griff riss er sich die grauen Schallschützer von den Ohren, die ich davor noch gar nicht bemerkt hatte. Jetzt fiel mir auch auf, dass die Jeans eigentlich blaue Monteurshosen waren, und auf dem Parka prangte groß und deutlich das Logo der Kranfirma.

»Ich hab geglaubt …«, stammelte ich. »Was machen Sie denn hier oben?«

»Na, das ist gut«, schüttelte der Mann unfreundlich den Kopf. »Das müsst ich Sie fragen, was Sie auf meinem Kran machen, Herr. Ich bin zufällig der Kranführer und verantwortlich für alles da heroben. Sind Sie überhaupt von unserer Firma?«

»Nein, nein. Ich bin Krankenpfleger in dem psychiatrischen Krankenhaus und such einen unserer Patienten, der …«

»Den werden S' da aber nicht finden und jetzt schaun S', dass hinunterkommen. So eine Frechheit!«

Der Mann war hier offenbar gestanden und hatte vor der Arbeit noch kurz eine Zigarette geraucht. Nun schmiss er den Stummel hinunter in die Grube, schob mich zur Seite und turnte geschickt an mir vorbei in Richtung Führerkabine. Im gleichen Augenblick läutete mein Handy. Verdattert nestelte ich es aus meiner Tasche, es war die Station.

»Ah, Arnold, gut dass ich Sie gleich erreiche«, tönte die freudige Stimme von Oberschwester Hildchen aus dem Telefon. »Der Herr Wessely ist gerade aufgetaucht, ihm war nicht gut in der Nacht und er ist spazieren gegangen. Aber jetzt ist er da, war also nur falscher Alarm. Also, genießen Sie Ihren freien Tag.« Sie legte auf.

Ich starrte auf das Handy und drehte mich zurück, um wieder zu dem Gittermast zu klettern. Ziemlich hoch, dachte ich dabei, und dann – das war mein entscheidender Fehler – schaute ich hinunter.

Ohne Vorwarnung traf mich ein momentaner, fast schmerzhafter Schwindelanfall, so als würde mir jemand direkt in den Kopf stechen. Zugleich wurde das Bild vor meinen Augen dunkler und ich dachte, ich verliere das Bewusstsein und stürze Hals über Kopf nach unten in die Baugrube, die mich nun wie magisch anzog. Instinktiv fuhren meine Hände nach vorne und krallten sich an dem eisernen Gestänge fest. Mein Herz begann zu rasen und tief in meinem Bauch stieg eine furchtbare Angst hoch.

»Was ist denn jetzt?«, murmelte ich verzweifelt. »Krieg dich wieder ein.« Aber mein Ringen um Klarheit machte das Taumeln beinahe noch stärker.

»Was haben S' denn?«, rief nun auch der Kranführer, der inzwischen in seiner Kabine saß. »Warum gehen S' denn nicht weiter?«

»Ich, ich kann nicht …«

»Sind doch nur ein paar Schritte bis zur Leiter.«

»Ja, aber ich kann das hier nicht auslassen!«

Ich fixierte den Kranführer mit stierem Blick. Ein wenig wurde mir dadurch besser und der Schwindel ließ nach. Nur die Angst, die blieb unvermindert. Höhenangst, ich hatte anscheinend Höhenangst, von der ich bisher nichts wusste. Ich versuchte, mich zu beruhigen, was nur teilweise gelang, da die Furcht vor der Baugrube, die dort unten förmlich nach mir schrie, nicht aufhörte.

»Oje«, der Kranführer klang nun etwas versöhnlicher. »Na, dann bleiben S' stehn, ich hole Sie. Wir haben eh grad eine der Gitterpaletten drauf.«

Ich wusste zwar nicht, was er mit *ich hole Sie* meinte, aber zumindest hörte es sich recht professionell an und beruhigte mich ein wenig. Das hielt jedoch nicht lange an, denn auf einmal begann das Gestänge zu dröhnen, der ganze Kran schwankte hin und her und die eiserne Laufkatze fuhr auf mich zu. Mit einem leisen Aufschrei verbissen sich meine Finger noch fester in die Metallstreben.

Mit einem Ruck hielt das Fahrgestell vor mir an und aus den Augenwinkeln sah ich, dass so etwas wie ein Korb zu mir hochfuhr, der direkt unter mir hielt.

»Klettern S' da hinein!«, rief es von der Führerkabine.

»Geht nicht!«

»Muss es aber, sonst hol ich die Feuerwehr.«

Einen größeren Auflauf wollte ich natürlich vermeiden, also setzte ich mich zitternd auf die unterste Kranstrebe, fasste eine der Ketten, die den Korb hielten, und ließ mich mit an Todesverachtung grenzendem Mut hineinrutschen. Kaum hatte ich mich auf den Boden gekauert, ging die Fahrt wie mit einem Expresslift nach unten.

»Was war denn los?«, fragte mein Kollege besorgt, der das Schauspiel von unten beobachtet hatte und nun auf die Baustelle gelaufen kam.

»Geht schon wieder«, winkte ich ab, dabei lehnte ich immer noch zitternd und kreidebleich an der Wand des Mannschaftscontainers. Nur langsam verging das scheußliche Gefühl der letzten Minuten.

»Geht a' gleich wieder, wir erleb'n öfter mit Leuten, die nicht Höhe vertragen«, lachte einer der Arbeiter und reichte mir eine Bierflasche und ein Stück Semmel. »Da nehmen, abbeißen und Schluck trinken.«

Mechanisch nahm ich einen Mundvoll von dem Bier und kaute ein Stück Semmel. Eigentlich erwartete ich, mich daraufhin anzukotzen, aber überraschenderweise ging es mir sofort besser und der Krampf im Magen hörte auf.

»Das war gar nicht der Wessely, der ist schon auf der Station«, sagte ich matt zu meinem Kollegen.

»Hat aber von herunten so ausgeschaut«, meinte der darauf. »Aber warum bist denn hinaufgeklettert, wenn du die Höhe nicht verträgst?«

»Das hab ich ja bisher nicht gewusst.«

»Und, wieder besser?« Der Kranführer war heruntergekommen und betrachtete mich. »Solche Sachen sollten S' nicht mehr machen, sind zwar nur zwanzig Meter, aber zu viel, wenn man Höhenangst hat. Übrigens, das mit dem Gitterkorb muss unter uns bleib'n, sonst bin ich meinen Job los. Eigentlich müsst ich Sie ja anzeigen, wenn S' aber jetzt schnell von der Baustell' verschwinden und den Mund halten, vergesse ich die ganze Sache. Haben wir uns verstanden?«

Ich nickte.

*

Am Nachhauseweg – ich hatte beschlossen einen Teil zu Fuß zu gehen – kehrte meine Sicherheit langsam zurück, mein Schritt wurde fester und mein durchgeschwitztes Hemd trocknete so nach und nach. Niemals hätte ich gedacht, dass ich unter so etwas wie Höhenangst leiden könnte.

Schaudernd sah ich immer wieder den Blick vom Kran vor mir. Was sagte der Kranführer? Es sind nur zwanzig Meter? Mir fiel schlagartig das Plakat vom Bungee-Jumping in Frankreich ein, auch dort stand etwas von zwanzig Metern. Doch der Turm, von dem Sylvie gerne hinuntergesprungen wäre, hatte lange nicht so hoch gewirkt, ja beinahe niedlich gegen den Kran. Oder war da ein Unterschied zwischen oben und unten.

»Na, schweren Tag gehabt?« Sylvie sah mich besorgt an, als ich heimkam.

Ich holte Luft und wollte ihr schon alles berichten, da erinnerte ich mich, wie sie in Frankreich meine Hand genommen und mich stolz angesehen hatte, als wir bei dem Turm standen. Das konnte ich doch nicht verderben.

»Ja, ein Patient ist ausgebüxt, aber hat sich schlussendlich alles in Wohlgefallen aufgelöst«, hörte ich mich also sagen und unterdrückte den Wunsch, ihr Genaueres zu erzählen. Ich fühlte mich nicht ganz wohl dabei, aber zumindest war es nicht gelogen und ich konnte ihr Held bleiben, der sich notfalls für seine Prinzessin in die Tiefe stürzt. Insgeheim beschloss ich aber, es in diesem Leben niemals mit Bungee-Jumping zu versuchen.

10

Kollisionen

Sie müssen die Leute dort entsprechend informieren und natürlich auch Toni genügend einweisen«, sagte Oberschwester Hilde und drückte mir die Mappe mit den Papieren und Tonis Koffer in die Hand.

»Aber sie ist doch gar nicht meine Patientin«, wollte ich mich aus der Sache winden.

»Jetzt schon, denn der Hans«, das war mein älterer Kollege, »hat zwei neue, und nachdem Herr Valentin ja nicht mehr bei uns ist, haben Sie sowieso nur mehr Tante Rosa und Rostock, darum übernehmen Sie jetzt Toni.«

Damit war die Besprechung beendet und ich hatte eine Aufgabe, um die mich sicher niemand auf der Station beneidete.

Toni, das war Antonia Frankl, eine gestandene Frau mittleren Alters, groß, kräftig, mit einem etwas grobknochigen Gesicht, und wenn man sie so sah, durchwegs nicht unsympathisch. Sie stammte aus einer Bauernfamilie, liebte ihr Hauskleid mit türkisen Blumen auf hellgrünem Grund und meistens trug sie die Haare zu einem festen Knoten am Hinterkopf zusammengedreht.

Die letzten Jahre, bevor sie zu uns auf die Station gekommen war, hatte sie bei ihrer Tochter verbracht, die auf einem kleinen Hof außerhalb der Stadt lebte. Nach einigen Jahren geduldvollen Ertragens der Anfälle ihrer Mutter hatte sie ihr Mann aber schließlich doch überredet, Antonia zu uns ins Krankenhaus einweisen zu lassen. Denn kannte man Antonia, die viel lieber ein Mann gewesen wäre und daher darauf bestand, nur Toni gerufen zu werden, näher, tat man sich schwer, den positiven Eindruck von ihr zu behalten.

Zunächst einmal besaß sie ein beachtliches Organ – man hörte sie schon von Weitem, vor allem, wenn sie so richtig in Fahrt war, was öfters vorkam. In ihrer Aufregung warf sie dann gerne einen ihrer Pantoffel nach jemandem. Dazu muss man wissen, dass dies Holzpantoffeln waren und wir uns dann rasch nach Deckung umsahen. Eine weitere Eigenart von ihr mussten ich und unser Herr Braunsteiner bereits am Tag ihrer Aufnahme schmerzhaft kennenlernen. Sie fuhr Männern ansatzlos in den Schritt, drückte wie ein Schraubstock zu und sagte dabei grollend: »Weg damit!«

Das alles wäre noch unter dem Begriff »übliches Zwangsverhalten« zu erklären gewesen, aber tatsächlich bemerkenswert war Tonis abgrundtiefer Hass gegen Waschmaschinen. Der führte letztlich auch zu ihrem Aufenthalt bei uns, nachdem sie bereits die zweite Waschmaschine ihrer Tochter mit der Schubkarre zur Senkgrube des Bauernhofes geschafft und dort ertränkt hatte.

Antonia war bei uns stationär, bekam aber recht bald die Erlaubnis – nachdem sie gut auf die Medikamente ansprach –, in einer betreuten Wohngemeinschaft zu schlafen und nur tagsüber zu den Therapien und Tagesaktivitäten im Krankenhaus zu sein. Durch dieses Modell ließ man den stabileren Patienten eine gewisse Freiheit und ein Maß an Eigenständigkeit. Es sollte bei leichteren und gut therapierbaren Störungen auch ein Schritt zur Wiedereingliederung in ein normales Leben sein. Das hieß, sie wurde morgens gebracht und abends wieder abgeholt, und ich war nun das verantwortliche Bindeglied zwischen den beiden Stellen, damit auch alles zur Zufriedenheit lief.

»So, Frau Antonia«, meinte die Betreuerin vor Ort, »ich zeige Ihnen Ihr Zimmer, gell. Ich bin die Franziska, also einfach Franzi, gell. Ich freu mich, dass Sie bei uns einquartiert wurden. Wir sind eine kleine Gemeinschaft, da gibt es immer einen guten persönlichen Kontakt und auch in unserem Garten ist es schön, gell.«

»Toni!«

»Wie bitte?«

»Toni heiß ich.«

»Ah, na bitte, dann kommen Sie, Frau Toni.«

»Ohne Frau, Sie heißen ja auch nur Franzi!«

Die beiden gingen, die Art des Ansprechens weiter ausdiskutierend, in den oberen Stock hinauf. Die Wohngemeinschaft lag in Burgendorf, einem Ort etwas außerhalb der Stadt, war aber über eine Schnellstraße vom Krankenhaus aus bequem in fünfzehn Minuten zu erreichen. Zum Unterschied von den Wohnstellen in Wien, die meistens in normalen Mietshäusern untergebracht waren, lebten die Patienten hier in einem eigenen Haus mit Garten. Das Gebäude dürfte früher einmal eine Dorfschule oder Ähnliches gewesen sein. Es gab im Erdgeschoss und im oberen Stock jeweils vier Zimmer und zwei Badezimmer, getrennt für Männer und Frauen. Unten waren dann noch Küche, Speisesaal und Wirtschaftsräume und oben ein großer Gemeinschaftsraum mit riesigem Flatscreen-Fernseher.

Außerdem, so glaubte ich zu diesem Zeitpunkt, wäre es relativ sicher, denn auf der Straße vor dem Anwesen war wenig Verkehr und nur zweimal täglich fuhr ein Postbus Richtung Wien.

*

»Da ist jemand für dich am Telefon …« Sylvie tätschelte meine Wange und hielt mir verschlafen mein Handy vors Gesicht. Mühsam hob ich den Kopf und schaute auf den Wecker. Es war sieben Uhr früh, ich hatte meinen freien Tag und wir waren gestern sehr spät ins Bett gekommen. Wer, zum Teufel, wollte also jetzt etwas von mir?

»Hier ist Schwester Franzi aus Burgendorf«, kam es vom anderen Ende. »Es ist wegen der Frau Frankl, Sie sollten wirklich schleunigst herkommen, gell …«

»Ja, was ist denn?«

»Na, das will ich Ihnen gerne persönlich sagen, aber wir haben gerade den Notarzt dagehabt«, kam ein Redeschwall auf mich zu. »Es war gleich in der Früh so um drei viertel sechs, direkt nach dem Wecken im Waschraum, gell. Ich bin nur froh, dass eigentlich nichts passiert ist …«

»Ist der Toni was zugestoßen?«, unterbrach ich sie.

»Nein, der Toni nicht, aber trotzdem geht es um sie, und das war ziemlich peinlich, kann ich Ihnen sagen.«

»Und was soll ich jetzt tun?«

»Ja herkommen, gell, und mit der Frau Frankl ein ernstes Wort reden.«

»Ich hab frei heute und es ist auch nicht wirklich meine Sache …«

»Na gut, dann hol ich die Polizei, weil, sie hat sich nämlich im Bad eingesperrt, gell. Sie will nur mit Ihnen als ihrer Vertrauensperson reden.«

»Also verdammt, dann komm ich halt und lassen S' die Polizei aus der Sache raus. In einer halben Stunde bin ich da.« Fluchend kroch ich aus dem Bett, zog mich an und angelte mir die Autoschlüssel.

Es war Mitte Dezember und ein grauer, unfreundlicher Samstagmorgen, also nicht gerade aufheiternd für meine Stimmung. Unausgeschlafen und gähnend stieg ich in den Wagen und fuhr durch die dunklen, noch wenig belebten Wiener Vorstadtstraßen in Richtung Burgendorf. Eigentlich war es ja überhaupt nicht meine Angelegenheit, dachte ich, im Gegenteil, bei größeren Problemen müsste ich korrekterweise die Polizei oder den behandelnden Arzt des Krankenhauses verständigen, um mich nicht selbst strafbar zu machen. Und so freundlich war Toni mir gegenüber in der Regel ja auch nie, dass eine Extratour gerechtfertigt wäre. Aber trotzdem wollte ich sie vor polizeilichen Prozeduren schützen und irgendwie schmeichelte es mir insgeheim, dass sie nur mit mir sprechen wollte.

»Wird schon nicht so schlimm sein, gell …«, murmelte ich leise im Tonfall von Schwester Franziska vor mich hin und musste im gleichen Augenblick drüber lachen.

Toni war jetzt seit fast zwei Monaten in der Wohngemeinschaft und es hatte bisher keinerlei Probleme gegeben, außer einigen Beschwerden wegen ihres manchmal spontanen Werfens der Holzpantoffel. Aber das kannten inzwischen alle zur Genüge, und wenn man sich rasch genug duckte, dann geschah auch nichts. Sie erzählte mir sogar, dass sie sich mit einem gewissen Herrn Leopold, einem Mitbewohner der Gemeinschaft, angefreundet hatte. Sie begleitete ihn oft zum Einkaufen, da die meisten Menschen unfreundlich auf ihn reagierten. Leopold hatte ein ausgewachsenes Tourette-Syndrom und schnitt den Leuten auf der Straße die fürchterlichsten Grimassen, wozu er laut und schrill auflachte. Wenn er aber mit Toni ging und sie ihn fest am Arm hielt, konnte er sich für eine gewisse Zeit beherrschen, und wenn es dann doch passierte, begegnete Toni dem Unmut der Passanten äußerst rüde.

»Was glotzen S' denn so blöd, haben S' noch nie einen kranken Menschen gesehn?« oder Ähnliches bekamen die Umstehenden zu hören. Nachdem sie in den lokalen Läden bereits als *die Pantoffelwerferin* bekannt und berüchtigt war, verzogen sich die Leute meistens dann sehr rasch.

So hatte sich in den letzten Wochen fast eine Freundschaft zwischen Toni und Leopold entwickelt. Immer wieder, wenn sie mir nach ihren Therapiestunden davon berichtete, hatte ich den Eindruck, als würden ihre sonst harten und manchmal traurigen Augen ein wenig aufleuchten.

Ganz anders war das Bild, das sich mir bot, als ich in Burgendorf ankam. Bereits am Eingang war Tonis kräftiges Organ zu vernehmen, nur unterbrochen von dem unregelmäßigen, schrillen Auflachen des Herrn Leopold. Drinnen im Speisesaal standen sich die beiden gegenüber und stritten offensichtlich, dass die Fetzen flogen. Leopold schnitt seine Grimassen in Richtung Toni und sie schimpfte zornig zurück. Glücklicherweise waren die Kampfhähne durch den großen Tisch getrennt.

Tonis Schuhe lagen im Vorhaus, die sonst so resolute Schwester Franziska stand geschützt neben der Türe zur Küche, gut gedeckt durch den Türstock, und riss mich zu sich, als ich vorbeiwollte.

»Da sehen Sie«, keuchte sie verzweifelt. »Na, gut, dass Sie da sind, sonst hätt ich jetzt wirklich die Polizei geholt, gell!«

»Ich habe geglaubt, die Toni hat sich im Waschraum eingeschlossen?«, fragte ich erstaunt, weil ich sie hier in Aktion sah.

»Ja, aber er hat keine Ruhe gegeben und hat immer laut gelacht vor der Tür und da ist sie auf einmal herausgeschossen …«

»Jetzt ist es aber genug«, schrie ich mit aller Kraft in den Speisesaal, ging festen Schritts hinein und baute mich breitbeinig neben dem Tisch auf. Anscheinend geschah dies so unerwartet für die beiden, dass es augenblicklich still war und das Treiben aufhörte. Mich überraschte meine plötzliche Courage ebenfalls. Leopold versuchte zwar noch eine Grimasse, die ich ihm jedoch kurzerhand abschnitt.

»Sie gehen bitte auf Ihr Zimmer!« Ich deutete in Richtung erster Stock und er verzog sich, ohne eine Miene zu verziehen oder noch irgendeine Bemerkung zu machen. Dann holte ich Schwester Franziska aus ihrer Deckung und schloss die Türen des Speisesaals. Toni beobachtete mich dabei und der Zorn wich langsam aus ihrem Blick. Sie zog sich einen der Sessel hin und setzte sich. Sie kam mir jetzt blass, ja beinahe erschöpft vor, was mich wirklich überraschte, denn so hatte ich sie noch nie erlebt. Schwester Franziska holte ein Glas Wasser und eine Küchenrolle und reichte Toni beides hin. Die wischte sich den Schweiß von der Stirn und trank einen Schluck. Langsam bekam sie wieder Farbe.

Franziska berichtete mir – unterbrochen von einigen, nun wieder lautstarken Zwischenbemerkungen Tonis – die Vorkommnisse des heutigen Morgens: Herr Leopold war im Herren-Waschraum nackt aus der Dusche gekommen, ohne vorher zu schauen, ob vielleicht jemand anderes im Badezimmer wäre. Toni, zu bequem, die Treppe hinunter in das Badezimmer für Frauen zu gehen, dachte, alle wären bereits beim Frühstück, und putzte sich einfach hier ihre Zähne. Plötzlich sah sie Leopold und seine Männlichkeit im Spiegel. Hier warf Toni ein, sie wäre sich sicher gewesen, er wolle »etwas mit ihr machen«. Also fuhr sie ohne Vorwarnung herum, packte ihn an seiner empfindlichsten Stelle und drückte zu. Dann zerrte sie den Kreischenden hinaus auf den Gang vor den Waschraum, sprang zurück ins Bad und sperrte hinter sich zu.

»Sie hat mir dort unten alles zerquetscht«, zeterte Herr Leopold nach dem Angriff und stieß durchdringende Schmerzensschreie aus. Der Notarzt, den Schwester Franziska daraufhin holte, stellte aber lediglich einige rote Druckstellen fest. Gleich nachdem der Arzt gegangen war und Franziska mich verständigt hatte, baute sich Leopold vor dem Badezimmer auf und sagte immer wieder, er würde Anzeige erstatten und Toni jetzt verhaften lassen. Und als er dann noch fragte, ob sie denn glaube, sie wäre so schön, dass jemand Lust hätte, sie zu … Na ja, da lief das Fass dann über.

Obwohl sie samstags keine Therapie hatte, packte ich Toni zusammen und brachte sie ins Krankenhaus, um Abstand zu schaffen. Franziska meinte noch, sie werde Toni in ein Zimmer im Parterre verlegen, da sei sie in der Nähe des Frauen-Waschraums und auch nicht mehr im gleichen Stockwerk wie Leopold. Toni gestand mir auf der Fahrt nach Wien noch, ihre Medikamente in den letzten Tagen nicht regelmäßig genommen zu haben, weil sie daraufhin immer so müde werde. Was sicher auch ein Grund für die massive Attacke gegen Leopold war.

Im Krankenhaus nahm sie dann anscheinend ordentlich ihre Pillen, und nachdem ich von dem Vorfall erzählte, holte sie der diensthabende Arzt zu sich auf ein Gespräch. Ich fuhr nach Hause und freute mich, die Dinge geklärt und der Polizei einen Einsatz erspart zu haben.

*

Doch Montagabend, also nur zwei Tage später, kam es abermals zu einem furchtbaren Eklat. Diesmal hatte ich Nachtdienst und gleich nach Dienstbeginn erhielten wir von Tonis Sachwalter die Verständigung, dass sie von der Polizei in Gewahrsam genommen worden war. Als sie der Transport am nächsten Morgen wieder bei uns einlieferte, wirkte sie zwar vollkommen gefasst und normal, kam aber trotzdem in ein gesichertes Zimmer.

Aus dem Bericht erfuhren wir, dass Toni in einem unbeobachteten Augenblick in die Waschküche der Wohngemeinschaft gegangen war – obwohl ihr das aufgrund ihrer Störung strengstens untersagt war –, um ihre Wäsche zu waschen. Normalerweise erledigte diese Arbeit Schwester Franziska, die an diesem Tag jedoch wegen einer Erkältung krank war, und so war Tonis Wäsche liegen geblieben.

Der Raum befand sich in einem kleinen Anbau zur Straße, normalerweise stets versperrt, nur an den Waschtagen steckte der Schlüssel außen an der Tür. Was sich dort dann genau abgespielt hat, ob Kleidungsstücke herumlagen, die Tonis Zorn entfachten, oder ob es bloß der Anblick der Waschmaschine war, ließ sich nicht mehr zur Gänze herausbekommen. Fest stand nur, dass Toni die Waschmaschine auf einen Transportwagen gekippt, durch die Gartentüre hinausbefördert und dort auf die Fahrbahn geworfen hatte.

Der Busfahrer, der im selben Augenblick an dem Grundstück vorbeifuhr, konnte nicht mehr bremsen und so krachte der Bus in die Maschine. Zum Glück wurde niemand verletzt, trotzdem verursachte der Unfall einen mittleren Auflauf in dem Dorf und der Chauffeur des Busses verständigte die örtliche Polizei. Als diese die Fakten erhob, wurde die noch immer wütende Toni mitgenommen, ruhig gestellt und ihr Sachwalter verständigt, der dann uns alarmierte. Natürlich würde auch noch eine Anzeige gegen die Verwaltung der Hausgemeinschaft wegen Verletzung der Aufsichtspflicht folgen.

Ich schaute nach meinem Dienst zu Toni – sie war ein Häuflein Elend, nahm meine Hand und weinte. So konnte ich das nicht stehen lassen. Ich ging zurück auf die Station und ersuchte Oberschwester Hilde inständig, etwas zu unternehmen. Nach einiger Überredung verständigte sie Tonis Tochter, erzählte ihr von dem Vorfall und teilte ihr mit, dass Toni bei uns nun in einer Verwahrzelle untergebracht werde. Dabei versuchte sie die Tochter zu überzeugen, dass es das Beste wäre, Toni doch wieder nach Hause zu nehmen.

»Zu uns auf den Hof kann sie nicht mehr«, sagte die Tochter darauf sofort kategorisch. »Ich hab das lange genug ertragen, aber jetzt ist Schluss. Außerdem würde das die Scheidung von meinem Mann bedeuten und so weit lasse ich es sicher nicht kommen. Wenn Sie also auch nicht mit ihr fertig werden, dann muss sie ihr restliches Leben eben in Verwahrung verbringen.« Damit legte sie auf.

»Was nun? Toni ist zwar nicht gerade ein einfacher Mensch, aber ich möchte auch nicht, dass sie in einen geschlossenen Trakt muss«, zeigte sich Oberschwester Hilde jetzt von ihrer weichen Seite und sah mich an.

»Vielleicht finden wir jemand anderes, der vorderhand einmal die Verantwortung übernimmt«, meinte ich und suchte die Nummer des Sachwalters. Was folgte, war ein Telefonmarathon von einigen Stunden. Am Ende erbarmte sich die Omama, Tonis alte Mutter, die mit beinahe achtzig Jahren noch immer ihre Wirtschaft in dem Dorf führte, wo Toni herstammte, und nahm sie in Absprache mit unserem ärztlichen Vorstand und dem Sachwalter zu sich.

Ich habe danach nichts mehr von Toni gehört, bin aber sicher, dass es eine gute Lösung war, denn die Omama hatte bestimmt keine Männerbesuche mehr und außerdem wusch sie die Wäsche noch mit der Hand.

11

San Francisco

»Na, vielleicht nach Irland oder Schottland?«, meinte ich kauend beim Frühstück. Es waren die Feiertage zwischen Weihnachten und Silvester, ich hatte drei freie Tage und wir saßen über der Planung unseres kommenden Sommerurlaubes. »Da bleiben wir zumindest auf unserem Kontinent.«

»Oder wie wäre es denn nächstes Jahr mit Amerika?« Sylvie griff hinter sich auf die Kommode und schob mir ein ungeordnetes Bündel Reiseprospekte beidhändig über den Tisch. »Da wollten wir doch immer schon mal hin.«

Oje, dachte ich, das alte Thema. Ich wollte nicht dorthin, sie wollte hin und quälte mich damit vor jeder Reise aufs Neue. Mich reizte an dem Land der unbegrenzten Möglichkeiten so rein gar nichts. Ich mag keine Burger, fahre nicht gerne weite Strecken mit dem Auto und habe auch keine besondere Beziehung zu Indianern – nur um sofort alle Klischees in mir hochkommen zu lassen. Außerdem finde ich Fliegen grässlich, was ich meistens mit dem langen Sitzen ohne Beinfreiheit und dem schlechten Essen erkläre. In Wirklichkeit bange ich jedoch um mein junges und noch unerfülltes Leben. Und wenn schon in die Luft, dann mit kleinen Flugzeugen, solchen, die nach Irland oder Schottland fliegen. Das geht ja noch, aber diese riesigen Transatlantikbomber, die zuerst wie massige Stahlvögel Hunderte Leute in sich hineinstopfen, um dann in vielen Tausend Metern Höhe wie kleine Nussschalen durch blitzende Gewitter herumgewirbelt zu werden. Nein, danke! Mir war das einmal passiert und das war auch genug. Sylvie hingegen flog leidenschaftlich gerne und schwärmte vor allem vom Düsenschub beim Starten. Wahrscheinlich hatte sie keine Ahnung davon, dass dies gerade der gefährlichste Teil des Fliegens …

»Na, was meinst du?«, riss sie mich aus meinen Gedanken und schaute mich mit diesem durchdringend bohrenden Blick an, bei dem ich immer kapitulierte. »So schau doch wenigstens.«

»Ja, ja. Ist sicher nett dort«, maulte ich und zog die Reisejournale mit einem gespielten Interesse zu mir.

»Nett? Was heißt denn das jetzt wieder?« Sie verstand mich nicht, hatte auch kein Einsehen für meine Amerika- oder Fluggefühle und begann in den Werbungen zu wühlen. »Da, das Empire State Building, die Prärie, der Grand Canyon, Las Vegas, New Orleans! Das kann man doch nicht mit *nett* bezeichnen.«

»Nach den Reisezielen planst du einen Viermonats-Trip?«, versuchte ich eingeschüchtert einzuwenden.

»Doch nicht alles auf einmal, wir können ja öfter mal rüberfliegen …«

»Öfter mal rüberfliegen«, wiederholte ich mechanisch und sah mich bereits die Emigrationspapiere ausfüllen.

»Na, jetzt und in ein paar Jahren wieder.«

»Ja, aber ist das nicht zu teuer?«

»Zu teuer? Pah! Die Arrangements mit Flug und Hotel sind billiger als zwei Wochen Urlaub am Klopeinersee.«

Nicht, dass ich den Klopeinersee sehr schätzte oder diesen Kärntner Badesee auch nur kannte, als Alternative zu Amerika kam er mir sofort paradiesisch vor. Und er war in drei Stunden mit dem Auto zu erreichen.

*

Das Thema ließ mich auch Tage später in der Arbeit nicht los. »San Francisco«, dröhnte Herr Schreck und klopfte Oberschwester Barbara auf die Schulter, »morgen fahr ich und nehme Sie gerne mit, wenn Sie mögen!«

»Nein, besten Dank«, meinte diese schlagfertig darauf, »da würde ich nicht einmal mit einem Jungen hinfahren.«

»Aha«, konterte Schreck, »aber Sie wissen nicht, was Ihnen an einem Alten mit Erfahrung entgeht.«

»Nehmen Sie doch Ihre Frau mit«, sagte Barbara und deutete auf Frau Schreck, die danebensaß.

»Die kriegt doch nichts mehr mit, außerdem macht man Überseereisen doch nie mit der eigenen Frau.« Er lachte über seine scherzhafte Andeutung, die allen Anwesenden erzählen sollte, welch ein Schwerenöter er einmal gewesen war. Sogar auf der Station ließ er keine Gelegenheit aus, den Schwestern unter den Rock zu sehen. Frau Schreck litt zwar schon unter fortgeschrittener Demenz, hatte aber noch sehr viele klare Momente und zwickte ihren Mann dann regelmäßig in den Unterarm.

Es war Neujahrstag, die Stimmung war ausgezeichnet und ich war auf unserer Geriatriestation. Da bis zum sechsten Jänner viele vom Pflegepersonal in die Winterferien fuhren, musste ich wieder einmal aushelfen. Ich glaube, Oberschwester Barbara hatte zuerst Bedenken, wegen der Sache mit Milena zu Weihnachten vor einem Jahr, aber trotzdem begrüßte sie mich dann freundlich und doch froh, überhaupt jemanden bekommen zu haben.

Das Ehepaar Schreck, Alois und Eva, war schon lange Gast bei uns auf der Geriatrie. Sie waren beide hoch in den Siebzigern, besaßen zwar noch immer eine kleine Gemeindewohnung im Norden Wiens, hatten aber auch bei uns ihr Zimmer. Herr Schreck kam mit der Krankheit seiner Frau nicht zurecht und hatte ob dieser Tatsache selbst öfters depressive Schübe. So wechselten die beiden zwischen drinnen und draußen, wobei sie im letzten Jahr fast zur Gänze im Krankenhaus gewohnt hatten. Unsere Geriatrie war derzeit mit nur einundzwanzig stationären Patienten nicht sehr dicht belegt und so hatte man die Schrecks bald fix aufgenommen. Sie konnten sogar gemeinsam ihr eigenes Zimmer bewohnen und betrachteten unser Krankenhaus wie eine Seniorenresidenz mit intensiver medizinischer Betreuung.

In seiner aktiven Zeit war Herr Schreck bei der Eisenbahn als Zugschaffner tätig gewesen. Vorwiegend fuhr er die Strecke Wien-Innsbruck und in seinen letzten Jahren, wo die langen Dienste für ihn schon zu mühsam wurden, ließ er sich nur mehr für Kurzstrecken einteilen. Nachdem er noch einen der letzten echten Beamtenverträge ergattert hatte – und dadurch praktisch unkündbar war –, nahm man seitens der Fahrdienstleitung auf diese Wünsche auch Rücksicht.

Eigentlich beneidete er immer seine »internationalen« Kollegen, wie er sie bezeichnete, die die weiten Strecken nach Italien oder Deutschland fuhren. Wie gerne hätte auch er auf diese Weise fremde Städte bereist und nach seiner Vorstellung in jeder eine Liebschaft gehabt. Sein wirkliches Ziel jedoch lag in Übersee – San Francisco. Das war die Stadt seiner Träume geworden, nachdem er Ende der Sechzigerjahre den Film *Bullitt* mit Steve McQueen im Kino gesehen hatte. Seitdem wollte auch er mit einem Mustang durch die steilen Straßen kurven und ein richtiger Teufelskerl sein, obwohl er nicht einmal einen Führerschein besaß. Er begann, Straßenkarten der Stadt zu kaufen, er besorgte sich beinahe jeden Reiseführer, der am Markt neu erschien, und wäre sicher im Stande gewesen, eine perfekte Stadtführung durch San Francisco hinzulegen, ohne jemals dort gewesen zu sein.

Zweimal in seinem Leben sparte er und plante die große Reise. Beim ersten Mal wurden die Pläne durchkreuzt, da seine Tochter heiratete und das Ersparte für die Hochzeit draufging. Beim zweiten Versuch, gleich nach seinem Pensionsantritt, stürzte seine Frau und brach sich ihr rechtes Bein. Der Bruch war so kompliziert, dass man glaubte, das Bein wäre nicht mehr zu retten, und sie verbrachte viele Wochen in der Klinik. Nach einigen Operationen und einem längeren Reha-Aufenthalt war zwar das Bein gerettet, aber auch sein Reisebudget für die Zusatzkosten der Behandlungen draufgegangen.

So blieb der Traum unerfüllt. Das hinderte Herrn Schreck jedoch nicht, über *seine* Stadt weiterhin alle Unterlagen zu sammeln, derer er habhaft werden konnte.

Und in den letzten Monaten begann er immer wieder davon zu sprechen – erzählte mir Oberschwester Barbara auf meine Frage, was es denn mit der angekündigten Amerikafahrt auf sich hätte –, dass er gleich Anfang des neuen Jahres seine Reise endlich antreten werde.

»Na ja«, meinte Barbara, »wenn er sich dann besser fühlt, soll er uns halt davon erzählen. Nachdem ja angeblich morgen der große Tag ist, haben wir das auch bald überstanden.«

»Ich könnte ihn mit Sylvie schicken«, sagte ich noch lachend, da ich Barbara von den Urlaubsplänen meiner Frau erzählt hatte, »dann könnt ich es mir ersparen.«

*

Am nächsten Tag, dem zweiten Jänner, hatte ich frei, als ich aber am dritten zum Frühdienst auf die Station kam, bemerkte ich, dass etwas anders war. Die gute Laune des Neujahrstages war verschwunden und überall begegneten mir betretene Gesichter.

»Was ist denn los?«, fragte ich Barbara, die ins Dienstzimmer kam, als ich mich gerade umzog.

»Der Herr Schreck ist seit gestern verschwunden.«

»Das gibt's doch nicht!«

»Ja, beim Frühstück und beim Morgengespräch war er noch da und auch bei bester Laune und beim Mittagstisch hat er dann gefehlt.«

»Na so was, was habt ihr gemacht?«

»Ich hab ihn gesucht und dann festgestellt, dass sein kleiner roter Koffer, mit dem er immer seine Sachen aus der Wohnung holt, fehlt.« Sie setzte sich und zündete sich eine Zigarette an, etwas, was sie sonst nur außerhalb des Dienstes machte.

»Was war dann?«

»Ich hab natürlich alle verständigt und auch am Flughafen angerufen, weil er ja gesagt hat, er fliegt nach San Francisco, und ich dachte, sicher ist sicher …«

»Und?«

»Nichts, es war gestern Vormittag überhaupt kein passender Flug. Ich hab ihn am Flughafen sogar ausrufen lassen.«

»Haben Sie es auf seinem Mobiltelefon versucht?«

»Aber hundert Mal, allein, da läutet es nicht einmal, da meldet sich nur die Mailbox.«

»Ja, und die Frau Schreck, die hat nichts gewusst?«

»Ich glaube, die hat gar nichts mitbckommen, sie ist nur sehr verwirrt, seit er weg ist.«

*

»Da siehst du, was passiert, wenn man einem Menschen nicht gestattet, seine Amerikareise anzutreten«, nützte Sylvie die Situation zu ihren Gunsten aus, als ich ihr am Abend die Sache erzählte, und boxte mich sanft in die Rippen.

»Ich hab es gewusst, dass du auch das gegen mich verwendest«, gab ich zurück. »Aber immerhin hab ich noch Zeit bis zur Pension, bevor es dann gefährlich wird mit dem Ausbüxen.«

Der weitere Abend ging dann in den restlichen Prospekten, die ich noch nicht ausreichend kommentiert hatte, unter. Langsam zeichnete sich ab, dass Sylvie in diesem Jahr bei unserer Ferienreise die Oberhand gewinnen würde.

*

Am nächsten Tag – ich war gerade damit beschäftigt, den Nachmittagskaffee auszuteilen – kam Frau Schreck auf mich zu, streckte die Hand aus, in der sie ihr Handy hielt.

»Da will jemand sprechen«, sagte sie dazu, sah mich seltsam an und drehte dabei das Handy vor meinem Gesicht hin und her.

»Arnold, ja bitte?«, sagte ich, nachdem ich das Telefon genommen hatte.

»Na endlich, das hat ja gedauert«, dröhnte mir die Stimme von Herrn Schreck entgegen. »Können Sie mich abholen kommen?«

»Was bitte?!«

»Abholen, verstehen Sie mich?«

»Ja, ja!«, beeilte ich mich zu sagen. »Wo sind Sie denn?«

»Wo sind Sie denn …«, äffte er mich nach. »Am Flughafen natürlich, wo ist man denn sonst, wenn man aus San Francisco ankommt.«

Ich war perplex und brachte vorerst einmal keinen Ton heraus. Zum Glück ging Barbara gerade vorbei, die mich fragend ansah.

»Sie schauen aus, als wäre Ihnen der Schreck in alle Glieder gefahren«, sagte sie.

»Sie glauben gar nicht, wie recht Sie haben«, stotterte ich kopfschüttelnd. »Der ist nämlich am Telefon, der Schreck! Er ist am Flughafen, wir sollen ihn abholen.«

Oberschwester Barbara nahm mir das Handy aus der Hand, befahl Herrn Schreck mit fester Stimme, dort zu bleiben, wo er war, und bestellte dann den Fahrtendienst. Eine gute Stunde später war Herr Schreck wieder bei uns im Krankenhaus. Er beantwortete keine Fragen, meinte nur, er wäre »jetlagged« und müsse sich ausruhen.

*

»Verzeihen Sie, ich wollte mich nur erkundigen, ob der Alois wieder gut zurückgekommen ist.«

Ich drehte mich nach der Stimme um. Hinter mir stand ein älterer, sympathischer Herr im dunklen Wintermantel, der sich über seinen grauen Schnurrbart strich. Es war inzwischen halb sieben Uhr abends und kurz vor Dienstübergabe.

»Aber nicht, dass er mich sieht«, setzte er hinzu und blickte vorsichtig den Gang hinunter, »denn er hat mir strengstens verboten nachzufragen.«

Ich schob ihn zu uns ins Dienstzimmer hinein und deutete auf einen der Stühle.

»Nein danke, ich gehe gleich wieder, wollte eigentlich nur sicher sein, dass alles in Ordnung ist …«

»Ja, war er denn bei Ihnen?«

»Natürlich, ich habe ihn am Tag nach Neujahr auch abgeholt.«

»Von wo denn?«

»Er hat auf mich vor dem Krankenhaus gewartet.«

»Und wozu, bitte? Ich meine, wo waren Sie beide denn?«

»Bei mir, hat er Ihnen das nicht gesagt?«, entgegnete der Herr nun verwundert. »Wir sind alte Kollegen von der Bahn. Ich lebe, seit meine Frau gestorben ist, allein in einem Schrebergarten am Badeteich und habe mit dem Alois ausgemacht, dass er mich besuchen kommt, und ihm angeboten, doch ein paar Tage bei mir im Garten zu bleiben. Am Teich ist es auch im Winter sehr schön zum Spazierengehen.«

»Und wo ist das?«

»Einige Kilometer außerhalb, in der Nähe von Schwechat, gar nicht weit vom Wiener Flughafen. Ich hätte ihn zu Mittag gerne mit dem Auto zurückgebracht, aber er wollte unbedingt selber mit dem Flughafenbus fahren, so habe ich ihn nur dort abgesetzt.«

»Aha.« Mir wurde jetzt einiges klar.

»Es hat mir aber doch keine Ruhe gelassen, und da ich heute zum Essen bei meinem Sohn bin und nach Wien hereinfahren musste, wollte ich trotz seines Verbots einfach mal nachfragen.«

»Dankeschön«, sagte ich höflich. »Ja, Herr Schreck ist wieder gut bei uns eingetroffen.«

»Na, dann bin ich beruhigt.«

*

Herr Schreck erzählte am nächsten Tag in großer Runde von seinem Flug nach Amerika. Er schilderte in glühenden Farben, was er in den zwei Tagen bei seinem Städtetrip erlebt hatte, und gab detaillierte Beschreibungen über San Francisco ab.

Oberschwester Barbara, der ich logischerweise von Schrecks wahrer Reise berichtete, überzeugte ich davon, dass wir die ganze Sache für uns behalten sollten. So saß ich in einer Ecke und lauschte Schrecks tollen Schilderungen. Zuerst dachte ich, er tut mir leid, dass er das nicht wirklich erleben durfte. Als ich aber sah, wie aufgeräumt er erzählte und wie seine Augen strahlten, freute ich mich mit ihm. Er hatte endlich seine Reise gemacht und durfte davon erzählen. Dadurch füllten sich seine Fantasie und sein Herz auf wundersame Weise mit Erinnerungen. Was spielte es da noch für eine Rolle, ob er tatsächlich dort gewesen war oder nicht?

*

Natürlich hat sich Sylvie bei unseren Reiseplänen schließlich durchgesetzt und wir buchten den Urlaub nach Amerika; genauer gesagt, hatte ich darauf bestanden, wenn es denn schon sein musste, das Ziel auszusuchen, und das war: San Francisco. Ich redete mir zwar ein, dass die fantastische Reise unseres Herrn Schreck absolut nichts damit zu tun hatte, aber irgendwie wollte ich die Orte sehen, von denen er so spannend berichtet hatte.

Zu Sylvies großer Zufriedenheit trug noch bei, dass beide Flüge bei strahlendem Wetter und ohne jegliche Störung abliefen, so sehr ich auch darauf achtete, es war nicht das leiseste Rumpeln auszumachen, ja nicht einmal die üblichen Luftlöcher beim Wasser-Land-Wechsel gab es. Wir hatten einen Zweiersitz, keine Nachbarn, das Essen war wirklich nicht schlecht und diese neuen Airbusse haben jetzt auch ziemlich viel Beinfreiheit. Also, so sehr ich mich anstrengte, ich fand nichts, worüber ich hätte meckern können.

Nach dem Rückflug und der sanften Landung in Wien wusste ich schon im Voraus, was geschehen würde, und es kam, wie befürchtet, genau in dem Augenblick, als unsere Koffer wohlbehalten aus dem Bauch des Förderbandes hervorkrochen. Sylvie schob ihren Cowboyhut, den sie sich am ersten Urlaubstag geleistet und seitdem nie wieder abgesetzt hatte, in den Nacken und schmiegte sich an mich.

»Na, war's so schlimm?«, hauchte sie mit einem Aufschlag ihrer wunderbaren Augen, denen ich nie widerstehen kann. »Was meinst du, Honey, nächstes Jahr New York?«

12

Ballzeit

Mittlerweile war es aber erst Jänner, und bevor der Sommer und meine Reise mit Sylvie nach Amerika stattfinden konnten, gab es noch unseren Mega-Event zu organisieren, abzuarbeiten und durchzustehen – unseren Patientenball, der immer am Faschingsdienstag abgehalten wurde. Einfach so dahingesagt, hört sich das Wort ziemlich ungefährlich an und man könnte glauben, von etwas Alltäglichem zu sprechen. Weit gefehlt!

Jedes Jahr kamen an diesem Nachmittag und Abend die Patienten von zwei Pavillons, das sind also fünf Stationen oder, noch genauer gesagt, über hundertzwanzig unterschiedliche Störungen in einen unüberschaubar großen Ballsaal, der eigentlich eine Lagerhalle ist und für diesen Tag eigens geschmückt wurde. Eine Aufgabe, die jedes Jahr einer anderen Station zufiel, diesmal unserer. Also, eigentlich gesagt, in diesem Fall bestand die Station aus meiner Kollegin Melanie und mir. Oberschwester Hilde meinte, wir wären das geeignete Gespann, um die Aufgabe durchzuführen.

Melanie, eine der Stützen auf unserer Station, war eine zarte Person Mitte vierzig, alleinerziehende Mutter eines halbwüchsigen Sohnes, schupfte Dienst und Haushalt, ohne zu murren, und war darüber hinaus immer gut aufgelegt. Im Krankenhaus wirkte sie wie ein ruhender Pol, wenn es wieder einmal hektisch wurde, konnte aber durchaus resolut sein, um sich bei Patienten durchzusetzen. Nur manchmal, wenn sie sehr unter Druck stand, zwinkerte sie leicht nervös und zuckte dabei kurz mit dem rechten Auge.

»Ich bin heute schon zu lange im Dienst«, sagte sie dann entschuldigend, wenn sie sah, dass es jemand bemerkt hatte.

Sie war also das, was man einen patenten *Kerl* nennt – mit ihr konnte man Pferde stehlen. Meistens legten wir unsere Einteilungen so, dass wir gemeinsam arbeiteten, und waren über die Zeit ein eingespieltes Team geworden.

*

Die Halle wirkte ziemlich trist, die Arbeiter der Hauptverwaltung hatten sie zwar leer geräumt, aber es lagen noch einige Paletten und einiges an Verpackungsmaterial am Boden herum und die grauen Betonwände mit den Fensterschlitzen unter der Decke und den nackten Leuchtstoffröhren wirkten auch nicht sehr einladend.

Wir nahmen zu unserer Hilfe Paul und unseren Riesen Alex mit und bekamen genau einen Tag zugestanden, die Halle in einen Ballsaal zu verwandeln. Ich war überzeugt, es würde uns nicht gelingen. Doch man soll die Kreativität der Not nicht unterschätzen. Paul organisierte jede Menge Kunstrasenläufer aus einem der Magazine. Wofür diese im Krankenhaus normalerweise Verwendung fanden, erschloss sich mir nicht, aber wir waren froh, denn damit sah zumindest der Boden schon deutlich freundlicher aus. Von einer Verleihfirma kamen angemietete Festzeltgarnituren, zwanzig lange Holztische mit Klappbänken, deren grün-braune Farbe gut mit den Rasenteppichen harmonierte.

Alex freute sich in seiner kindlichen Natur, wenn wir ihm eine Arbeit schafften, und schleppte die großen Tische quer durch den Raum, als wären sie aus Papier. Nach einigen Stunden, in denen wir haufenweise Girlanden über die Neonleuchten warfen und alle Sachen, die als Dekorationen durchgehen konnten, an die Wände nagelten, sah das Resultat recht passabel aus – mehr wie für ein sommerliches Volksfest als für einen Ball, aber deutlich besser als zuvor.

Schwester Melanie besorgte aus unserer Spitalsküche lange weiße Tischtücher mit Quetschklammern zur Befestigung und ich schleppte zu guter Letzt noch die Plastikkörbe mit Papptellern, Bechern und Besteck heran. Alex sprang mir entgegen, als ich unter dem Gewicht keuchend das Tor aufdrückte.

»Geben, kann ich machen«, sagte er stolz, nahm gleich zwei der Körbe und spazierte damit in die Halle.

»Ist wirklich gut geworden«, meinte Melanie, als wir nach dem arbeitsreichen Tag bei einem Getränk zusammenstanden.

»Ja, und die Dekoration ist gut getroffen, passt zu uns Patienten«, schmunzelte Paul mit Blick auf die etwas wirre Dekoschlacht an der Wand.

Dem morgigen Ball stand nichts mehr im Wege. Glücklich, die Sache hinter uns zu haben, sperrten wir ab. Nur Alex war ein wenig traurig, dass die Arbeit getan war.

»Ich kann helfen beim Abräumen«, meinte er dienstbeflissen und nach meinem positiven Nicken wirkte er richtig fröhlich.

»Na bitte«, freute sich auch Oberschwester Hilde, als wir mit dem Arbeitsbericht zurück auf die Station kamen. »Ich hab gewusst, dass ihr das schafft, und es hat nicht einmal den ganzen Tag gedauert. Bravo!«

*

Am Tag des Balls saßen Melanie und ich über den Tischkärtchen. Unsere Oberschwester hatte in ihrer weisen Art bestimmt, dass es solche zu geben hatte. Damit war von vorneherein sichergestellt, dass Menschen, die nicht harmonierten, an verschiedenen Tischen saßen. So schrieben wir uns die Finger wund, eigentlich Melanie, da ich mich mehr für den größeren Zusammenhang interessierte. Bei jedem Namen überlegten wir, wer wohl gerne zusammensitzen würde und welche unserer speziellen Freunde wir zu trennen hatten. Die Arbeit nahm fast den ganzen Vormittag ein.

»Eigentlich keine schlechte Idee von Hildchen«, meinte Melanie und schüttelte ihre Hände aus.

»Nur leider bezweifele ich die Machbarkeit«, setzte ich entgegen, »denn unsere lieben Patienten stürmen sicher voller Erwartung und Vorfreude auf den Abend in den Saal und setzen sich dorthin, wo es ihnen gefällt.«

»Wenigstens versucht Hildchen, ein bisschen Ordnung in das jährliche Ballchaos zu bekommen, also mach's jetzt nicht mies.«

»Mach ich nicht, sie werden auf die Karten überhaupt nicht achten.«

*

Ich hatte unrecht und leider war sogar das Gegenteil der Fall. Vor dem Mittagessen hatten wir an alle Pfleger, die mit uns den Abend betreuten, die Botschaft ausgegeben, sie mögen ihre Schützlinge dahingehend informieren, sich an die Tischordnung zu halten.

Als sich nun die Tore zum Einlass öffneten – wie üblich strömten alle gleichzeitig herein –, bildete sich um die Tische ein Riesengedränge. Obwohl auf den Tischen deutlich sichtbar die Bezeichnung der jeweiligen Station angeschrieben war, liefen dennoch alle durcheinander. Jeder wollte die Kärtchen lesen und jeder wollte sehen, wer mit wem von den anderen Stationen zusammensaß.

»Lasst sie einfach, das wird sich schon beruhigen«, sagte ich zu Melanie, die erfolglos versuchte, die einzelnen Grüppchen zu zerstreuen und auf ihre eigenen Tische zu verweisen.

»Die ganze Arbeit, die wir uns gemacht haben, ist doch schiefgegangen«, grummelte sie. »Aber was ist denn da bei uns hinten los?«

Sie deutete auf die Tischgruppe, an der unsere Patienten sitzen sollten. Dort war der Tumult besonders groß und einige wütende Rufe drangen durch das allgemeine Stimmengewirr.

»Wieso haben wir denn keine Karten«, fragte mich Herr Braunsteiner.

»Aber die sind doch auf den Plätzen, ich hab sie selbst hingestellt.«

Doch an zweien von unseren Tischen sah ich zu meinem Erstaunen keine einzige Karte, was ich nicht verstand.

»Auch wenn ich es nicht gerne tue, aber da muss ich leider dem Braunsteiner recht geben, Herr Arnold«, sagte unser Rostock militärisch knapp in meine Richtung. »Die Organisation liegt im Argen, die hätten Sie besser einem versierteren Fachpersonal überlassen sollen.«

Na bitte, dachte ich mit säuerlichem Lächeln, auch das noch, als wäre die Arbeit, alles schön zu machen, nicht genug gewesen.

»Der Hubsi hat's, der Hubsi«, kam die Fistelstimme von Alex aus dem Hintergrund.

»Was?« Ich drehte mich um.

»Hubsi hat's genommen ...« Unser Riese lachte, anscheinend dachte er, es sei ein Spiel, und fand es sehr lustig.

Hubsi, also richtigerweise Hubert, war unser Neuer. Ein jüngerer Mann, der am Beginn des Jahres bei uns stationär aufgenommen wurde, nachdem er davor schon mehrmals sozial auffällig geworden und längere Zeit in ambulanter Betreuung war. Hubert hatte keinen Anhang, beide Elternteile waren bei einem Autounfall gestorben. Er lebte in furchtbar ungeordneten Verhältnissen und ohne fixen Job von der Sozialhilfe.

Dabei war er blitzgescheit – er maturierte angeblich mit Vorzug und verbrachte die meiste Zeit mit Lesen –, allerdings auch überheblich, leicht in Aggression zu bringen und stets aufsässig. Um dem Ganzen noch die Krone aufzusetzen, litt er unter einer ausgeprägten kleptomanischen Zwangsstörung, das heißt, er stahl. Das war schlussendlich auch der Grund für seine Einweisung, zwei Diebstähle im gleichen Kaufhaus, bei denen man ihn innerhalb einer Woche erwischte.

Alex deutete in den rückwärtigen Hallenteil, wo die Toiletten untergebracht waren.

»Da Klo«, lachte er dazu.

Ich ging nach hinten, fand ein versperrtes Klosett und klopfte.

»Besetzt«, kam Huberts Stimme von drinnen.

»Nicht besetzt«, rief ich durch die Türe, »nur versteckt! Jetzt kommen Sie raus und geben Sie mir die Karten.«

Zu meiner Überraschung machte er wirklich auf und hielt mir die Tischkärtchen hin.

»Wollte sie nur ordnen«, brummte er dazu, »die Blöden da vorne sollen sich nicht aufregen. Sonst gibt es ein paar Ohrfeigen …«

»Selber kriegen Ohrfeigen, wenn blöd sagen!« Das war Alex' Fistelstimme hinter mir, der mir nachgegangen sein musste. Nun richtete er sich mit seinen zwei Metern Größe vor Hubert auf, drehte seine Schaufelhände vor dessen Gesicht hin und her und war sichtlich aufgebracht. »Alles Freunde. Alex geben Ohrfeige, wenn blöd sagen!«

»Schon gut, war nicht so gemeint«, Hubert schob mich zur Seite und trachtete, aus der Gefahrenzone zu kommen.

Ich atmete auf, ein Ohrfeigenduell noch vor Beginn des Balls hätte mir gerade noch gefehlt.

»Alex keine blöden Freunde, nicht stimmt, oder?« Er trottete wieder ganz friedlich neben mir zurück in den Saal.

»Nein, überhaupt nicht«, beruhigte ich Alex, »er hat sich geirrt. Ist alles in Ordnung.«

Oberschwester Hilde, die als Chefin das Regiment über die Veranstaltung führte, läutete das Buffet ein. Dazu bimmelte sie mit einer Glocke, was unser Zeichen war. Wir gingen zu den Tischen, auf denen die Warmsteller mit den Anrichtplatten standen, und nahmen die Deckel ab, worunter sich frische Schnitzel, faschierter Braten, Mischgemüse und Bratkartoffeln verbargen.

»Bitte tischweise Essen holen«, rief sie fröhlich in die Runde, »es ist serviert!«

Buffet und Speisenwahl – das waren auch Neuerungen, die Hildchen mit diesem Fest einzuführen gedachte. Bisher war es üblich, dass das Pflegepersonal die Speisen austeilte, die Patienten blieben dazu sitzen und bisher bekamen auch alle das Gleiche.

»Das ist nicht mehr zeitgemäß«, meinte Hilde in der Vorbereitung, »erstens ist es bei einer solchen Veranstaltung für die Leute bei weitem geselliger, wenn sie sich bei einem Buffet anstellen, und zweitens sollen sie eine gewisse Auswahl haben. Immerhin ist es ja ein besonderer Tag.«

Der Gedanke gefiel uns gut und so wurde es gemacht. Den faschierten Braten und die Beilagen kochte unsere Anstaltsküche und die Schnitzel wurden bei einem Partyservice bestellt, der zu sehr günstigen Preisen ins Haus lieferte. Was Hildchen nicht bedacht hatte, war das ansatzlose Murren, das sich erhob, als sie sagte: »Bitte tischweise Essen holen.«

»Na, wieso denn tischweise? Da ist ja dann nichts mehr da, wenn wir drankommen«, brüllte eine ältere Frau vom letzten Tisch, sprang auf und stürzte nach vorne.

»Na, das geht aber nicht, zuerst kommen wir«, trat ihr einer von den mittleren Tischen in den Weg. Melanie, die danebenstand, konnte gerade noch verhindern, dass die beiden aneinandergerieten, trotzdem entstand innerhalb weniger Sekunden ein unglaublicher Aufruhr.

Von dem Tisch, der am nächsten zum Buffet stand, sprangen alle wie auf Kommando auf und nutzten ihre »Poleposition«, um sich die größten Stücke auf die Pappteller zu ziehen.

Hildchen bimmelte wie wild mit ihrer Glocke und wir anderen klappten, gegen den Widerstand der Hungrigen, die Deckel wieder auf die Anrichtplatten.

»Sie gehen jetzt alle wieder auf Ihre Plätze!« Hilde war zornig und schüttelte den Kopf. »Das darf doch nicht wahr sein, dann servieren wir eben doch.«

Langsam beruhigte sich das Treiben, die aufgebrachten Stimmen legten sich und die Leute gingen widerwillig zu ihren Plätzen zurück. Als wir das Essen dann servierten, gab es erneut endlose Diskussionen, wer Schnitzel und wer Braten wollte oder wieso zu wenig Kartoffeln da seien oder warum zu viel Gemüse am Teller war.

»Und kalt ist es jetzt außerdem«, sagte eine Frau gehässig zu Schwester Melanie, die bereits mehrmals nervös zu zwinkern begann. Man sah, dass sie der Frau den Teller am liebsten aufgesetzt hätte.

Zwischendurch gab es noch bei meinen beiden Tischen eine mittlere Meinungsverschiedenheit, da Hubert in der allgemeinen Verwirrung die Bestecke seiner Nachbarn eingesteckt hatte und diese erst nach einigen massiven Drohungen wieder herausrückte. Alles gipfelte jedoch in dem Moment, als Melanie mit dem letzten Schnitzel und dem letzten faschierten Braten am Ende ihres letzten Tisches angekommen war. Dort saßen die beiden Letzten, die noch kein Essen hatten – Herr Braunsteiner und ihm direkt gegenüber Rostock.

»Schnitzel«, sagten beide gleichzeitig wie aus einem Mund und deuteten herrisch auf den Teller.

Melanie blinzelte genervt und sah unschlüssig auf den Teller. Zum Glück kam im selben Augenblick Hildchen vorbei.

»Es gibt nur mehr eines«, sagte sie, da sie die beiden Streithähne kannte, »aber was halten Sie von einem sportlichen Wettstreit?«

Die beiden sahen sich lange an, dann hob Braunsteiner den Blick, lächelte Hildchen zu und deutete mit einer nonchalanten Geste auf Rostock.

»Nicht nötig«, sagte er dabei freundlich zu Melanie, »geben Sie es dem Herrn General, wenn man im neunzehnten Jahrhundert geboren ist, hat man sicher den größeren Hunger.«

»Danke, Franz«, sagte die Oberschwester.

»Aber gerne geschehen«, antwortete Braunsteiner gesittet.

»Ich war Heerführer des Mecklenburger Aufstandes und kein General«, zischte Rostock, »aber das werden Sie mit Ihrem ignoranten Geschichtsbewusstsein wohl nie begreifen.« Er nahm sein Schnitzel und Melanie war froh, dass das Tablett leer war und sie von dem Tisch wegkam.

Nach dem ungeordneten Einzug und dem Essen kehrte endlich etwas Gemütlichkeit ein. Wir hatten eine Stereoanlage mit großen Boxen ausgeborgt und ließen CDs mit Tanzmusik laufen, zumeist Swingnummern aus den 40er- und 50er-Jahren. Das waren erprobterweise die beliebtesten Klänge bei unseren Patienten. Wir hatten in der Mitte der Halle eine freie Fläche gelassen und die Ersten begannen sich auch schon im Takt auf der Tanzfläche zu bewegen, teils einzeln, teils paarweise oder in Gruppen.

Nun schlug Pauls große Stunde. Nicht, dass er ein Tänzer war, nein, er ging herum und stellte sich den Leuten vor. Die meisten wussten zwar nichts damit anzufangen, wenn er auf sie zuging und sagte: »Gestatten, Paul, Paul heiße ich.« Aber die meisten gaben ihm brav die Hand oder nickten und er war glücklich.

Ich machte mir insgeheim den Spaß mitzuzählen, bei etwa fünfundzwanzig verlor ich ihn dann aus den Augen, war aber sicher, dass seine Kondition mindestens für das Doppelte gut war.

*

»Der Alex ist wieder mal weg!« Melanie kam aufgeregt auf mich zu. Ich stand bei Sebastian, unserem Stationsarzt, mit dem ich mich eigentlich ganz gut verstand. Obwohl er gerne in die Flasche schaute und ich gar nichts trank, verband uns das Thema Auto. Ich liebte große Geländewagen und wollte mir irgendwann einen wuchtigen Pick-up mit grobstolligen Geländereifen in Schwarz zulegen, wogegen Sebastian nur auf Sportwagen stand, genauer gesagt, auf einen knallroten Porsche Turbo. In einem Punkt stimmten wir überein, es mussten mindestens dreihundert PS sein.

»Hörst du«, unterbrach Melanie nun nochmals meine Gedanken, »der Alex ist nicht da.«

»Na, weit kann er ja nicht sein, der versteckt sich sicher nur wieder.«

»Ich gehe ihn mit euch suchen«, meinte Sebastian und trank sein Glas aus.

Wir drängten uns durch die Tanzenden, schauten im WC, gingen rund um die Halle – nichts. Ich begann, mir Sorgen zu machen. Melanie war überhaupt außer sich, da er ihr Vertrauenspatient war, und wenn er verschwand, was öfter vorkam, nahm sie sich das immer sehr zu Herzen.

»Ich sehe ihn«, nickte Sebastian. Wir blieben stehen. Sebastian deutete auf den Fahrweg neben der Halle.

»Wo? Sag schon, ich sehe nichts!« Melanie starrte angestrengt ins Dunkel. Im gleichen Augenblick ging die Tür eines der geparkten Autos auf und Alex stieg mit einem Grinsen aus. Das Fahrzeug war offen da gestanden und er hatte es als Versteck benützt.

»Nix schnell finden, kriegen Cola jetzt!« Alex war der Meinung, er hätte das Spiel gewonnen und sich eine Belohnung verdient.

»Alex!« Melanie funkelte, klang aber trotzdem erleichtert. »Das war böse, sehr böse. Du machst mir Angst, wenn du verschwindest, hörst du …?«

»Ja, hören … kriegen keine Cola jetzt?«

»Aber ja«, fiel Sebastian ein, »du kriegst deine Cola, du hast dich auch super versteckt!«

»Super, gell.« Alex lachte fröhlich. Melanie konnte gegen diese quasi ärztliche Anweisung nichts sagen, stieß jedoch einen Unmutslaut aus, ging wieder hinein in die Halle und ließ uns draußen stehen.

»Die Schwester Melanie zweifelt an der Therapie«, reimte Sebastian und ging lachend hinter ihr her.

Ich wollte etwas an der frischen Luft bleiben, obwohl es schon recht kühl wurde. Ich lehnte mich im Dunkeln an die Außenmauer der Halle und fand noch ein Stück alte Schokolade im Sack meines Sakkos. Wir vom Pflegepersonal waren zum Fest ebenfalls nicht in der Dienstuniform, sondern – wegen der besseren Optik – auch in Privatkleidung gekommen.

Mit einem Mal hörte ich Stimmen, Schritte und leises Lachen. Wer konnte das sein, alle waren auf dem Fest? Ich drückte mich in eine Mauernische, um selbst nicht gesehen zu werden, aber trotzdem beobachten zu können, wer sich da draußen herumtrieb.

Das Lachen bog um die Ecke und ich traute meinen Augen nicht, Arm in Arm spazierten Oberschwester Hilde und Herr Braunsteiner an mir vorbei. Er redete gestikulierend mit gedämpfter Stimme auf sie ein, sie gurrte und lachte dabei leise und tätschelte seine Hand. Sein Geflüster war für mich nicht auszunehmen, nur von ihr hörte ich ein: »Geh, Franzl …«, als sie keine drei Meter von mir entfernt vorbeigingen.

Woher kamen die beiden? Hatten sie nur eine Runde um die Halle gedreht oder waren sie am Ende kurz auf der Station gewesen – im leeren Dienstzimmer? War es also wahr, was man sich erzählte? Ohne dass ich es beabsichtigte oder vermeiden konnte, schossen mir diese Fragen durch den Kopf.

Hildchen und Franzl waren fast beim Hallentor und trennten sich. Sie ging, nachdem sie ihr Kostüm zurechtgezupft hatte, durch das Tor und Herr Braunsteiner verschwand Richtung des Seiteneingangs, wo man über den Gang neben den Toiletten von hinten zurück in den Saal kam. In ihrer Begleitung hatte er anscheinend überhaupt keine Angst vor der Dunkelheit gehabt.

Verdattert stieß ich mich ebenfalls von der Mauer ab, wartete etwas und ging dann auch zurück auf den Ball. Dabei schwor ich mir, die letzte Minute aus meinem Gedächtnis zu streichen.

Die Mitternachtseinlage war bei uns schon um sieben Uhr, da der Ball nur bis neun angesetzt war. Die Patienten aus unserem Nachbarpavillon hatten zwei schier endlose Sketche mit einem ihrer Pfleger einstudiert.

Es ging in beiden um doofe Ärzte, die keine Ahnung von den Krankheiten ihrer Patienten haben. Wir bauten zu diesem Zweck die Tische des Buffets zu einem improvisierten Podium um, damit die Künstler von allen gut gesehen werden konnten. Die Darbietungen waren sehr zum Gaudium des Publikums, das fröhlich darüber johlte.

Der Abschluss der Aufführung war dann aber anders, als von den Schauspielern geplant. Herr Wessely kam mit einer leeren Mineralwasserkiste und einem goldenen Waldhorn auf die offene Szene, stellte die Kiste ab, sich selbst darauf und blies dröhnend in das Horn. Dann ließ er sich vornüber hinunterfallen, klatschte mitten aufs Gesicht und blieb regungslos liegen.

Sebastian und ich sprangen gleichzeitig auf und rannten nach vorn. Er war nicht schwer verletzt, aber eine ordentliche Gehirnerschütterung war es sicher und auch eine gehörige Narbe würde von der Platzwunde auf der Stirn bleiben. Er war kurz bewusstlos, als wir ihn aber auf eine abgeräumte Sitzbank legten, um ihn hinüber in die Station zu tragen, schlug er schon wieder die Augen auf.

Das aufgelassene Publikum grölte vor Vergnügen ob der anscheinend gelungenen Schlusspointe, da sie annahmen, es gehöre zum Schauspiel. So bekamen die meisten gar nicht mit, was geschehen war.

Als ich zurückkam, saß Melanie auf einem der Stühle, die an der Seitenwand standen. Sie hatte ein Taschentuch in der Hand und schaute abwesend vor sich hin. Ich zog mir einen der Stühle hin.

»Na?«, fragte ich und setzte mich neben sie.

Sie schnäuzte sich lautstark und ich hatte den Eindruck, als hätte sie vorher geweint.

»Heute pack ich das Ganze nicht mehr«, stieß sie hervor.

»Geh, es ist doch nur der ganz normale Wahnsinn.«

»Nein wirklich, zuerst das mit den Tischkarten, die vollkommen umsonst waren, der Trubel beim Essen, die ewigen Streitereien und dann haut noch der Alex ab und der Wessely lässt sich vom Podium fallen – mir wird das im Moment alles zu viel …« Sie wischte sich über die Augen.

»Jetzt ist es schon halb acht, in einer guten Stunde ist der Zauber vorbei und morgen schaut alles anders aus«, sprach ich ihr Mut zu. »Wenn du willst, übernehme ich morgen auch deinen Dienst, dann kannst du für zwei Tage ausspannen.«

»Das würdest du tun?«

»Aber sicher, kein Problem«, sagte ich, da sie mir leidtat, wie sie so zerknautscht neben mir saß. Dabei dachte ich jedoch, dass Sylvie bestimmt ein Problem damit haben würde, aber was sollte ich denn machen?

»Danke.«

»Warte, ich bring dir was zu trinken. Vielleicht eine Cola?« Bei der Frage imitierte ich Alex' Fistelstimme. Na also, Melanie lachte ja schon wieder.

*

Bei dem Tisch mit den Getränken stand unser Pflegedienstleiter im Gespräch mit einer der Oberschwestern. Ich wollte mich unauffällig vorbeidrücken, er erspähte mich aber und streckte seine Hand aus.

»Herr …, verzeihen Sie, wie war doch gleich der Name?«, fragte er mich.

»Arnold.«

»Ja richtig, Herr Arnold! Ich sehe Sie ja immer nur im Vorbeihuschen«, er klopfte mir kollegial auf die Schulter. »Und, haben Sie sich bei uns gut eingelebt, nach Ihrem Anfangsschock?«

»Ja, selbstverständlich«, entgegnete ich.

Typisch, über zwei Jahre war ich jetzt auf der Station, er hatte sein Büro im selben Pavillon, trotzdem wusste er weder meinen Namen noch ein anderes Gesprächsthema als den Suizid an meinem ersten Arbeitstag. Just in dem Augenblick läutete mein Handy.

»Entschuldigen Sie mich bitte …«, sagte ich zu unserem Pflegedienstleiter und deutete auf das Telefon.

»Ja klar, gehen Sie nur, wir sehen uns dann demnächst auf der Station.«

Froh, einem weiteren sinnlosen Smalltalk zu entgehen, drängte ich mich weiter zu den Getränken und meldete mich.

»Wie läuft's?« Es war Sylvie.

»Super, danke, du hast mich eben vor unserem Chef gerettet.«

»Und das Fest?«

»Außer mehreren Tumulten und einer riesigen Platzwunde, meinst du?«, versuchte ich zu scherzen und suchte am Tisch nach einer Colaflasche und Bechern.

»Was war denn?«

»Nicht so wichtig, ein üblicher Faschingsdienstag eben, mit allem, was dazugehört.«

»Wann wirst du denn kommen?«

»Sicher nicht vor zehn.«

»Da schlaf ich schon, ich war auch den ganzen Tag unterwegs und bin müde. Du kannst mir ja morgen alles beim Frühstück erzählen, ich möchte das schon …«

»Morgen mach ich leider Dienst für Melanie. Mit einem gemütlichen Frühstück wird's also nichts werden«, unterbrach ich sie und bereitete mich auf eine entsprechende Unmutsäußerung vor. »Der geht es nicht so gut und ich …«

»Schön von dir«, kam es zurück. »Ich muss mittags auf eine Besprechung wegen eines Auftrags, da hab ich davor wenigstens Ruhe. Also tschüüüüss und schau auf den Tisch, wenn du kommst, da gibt's eine Überraschung!«

Was war das – sie murrte nicht und hatte noch eine Überraschung parat? Das war sehr seltsam und irritierte mich ein wenig, als ich mit der Cola zurück zu Melanie ging.

Es gelang mir, Melanie wieder aufzurichten, und die letzte Stunde der Abendveranstaltung verlief dann ohne gröbere Aufregung. Um neun Uhr war Schluss oder zumindest der Schluss geplant, denn bis wir alle davon überzeugen konnten, auf ihre Stationen zurückzugehen, war es bereits halb zehn.

Ich hatte noch versprochen zu helfen, was auch nötig war, um die von Fest und Tanz aufgekratzte Partie halbwegs zu beruhigen und ins Bett zu scheuchen. Schon beim Gang zurück auf die Station in der Dunkelheit war es mühevoll, die Gesellschaft zusammenzuhalten und die Lautstärke auf ein einigermaßen erträgliches Niveau einzudämmen.

Herr Braunsteiner fuhr mit einem Taxi in seine Wohngemeinschaft. Schwester Melanie hatte ich gleich um neun nach Hause geschickt und Oberschwester Hildchen war den restlichen Abend nicht mehr aufgetaucht. Ich erwischte mich kurz bei dem Gedanken, ob sie vielleicht draußen auf Braunsteiner … Aber halt, es war mein Vorsatz gewesen, die Sache zu vergessen.

Rostock war wie immer kein Problem, er ging kerzengerade, wie ein echter Offizier, sofort auf sein Zimmer. Die anderen waren dann, als wir endlich auf der Station eintrafen, so müde, dass sie froh waren, ins Bett zu kommen. Nur Paul erwischte ich bei der falschen Tür.

»Paul«, sagte ich und erwischte ihn am Rockzipfel.

»Was ist?«

»Wohin gehen Sie denn?«

Er beugte sich zu mir und machte ein vertrauensvolles Gesicht.

»Sie haben doch nichts gesehen, oder?«, raunte er mir dabei ins Ohr.

»Oh, leider doch«, sagte ich mit deutlich hörbarer Lautstärke, da ich mich auf keine Diskussion mit ihm einlassen wollte. »Das ist das Zimmer von Tante Rosa.«

»Psst! Weiß ich doch.«

»Na dann!« Ich deutete den Gang hinunter in Richtung seines Zimmers.

Paul schaute verstimmt, zog die halb offene Tür zu Tante Rosas Zimmer wieder zu und trottete davon, ohne mich zu begrüßen, besser gesagt, sich zu verabschieden. Dabei murmelte er undeutlich etwas, das so ähnlich wie Spielverderber klang.

Ich wartete, bis er in seinem Raum verschwunden war, und blieb dann noch zwei oder drei Minuten vor Rosas Zimmer stehen, nur um sicher zu sein, dass Paul nicht eventuell wieder zurückkam, wenn ich fort war. Aber er versuchte es nicht und ich hoffte, dass dies auch die Nacht über so bleiben würde. Das hätte noch gefehlt, wenn Paul morgen früh aus Rosas Zimmer gekommen wäre. Ein wenig spanisch kam mir die Sache schon vor, denn Rosa, die bereits im Zimmer war, hatte ihre Türe nicht abgesperrt und mit keiner Silbe protestiert, als Paul hineinwollte.

Seltsam, sollte sie etwa auf ihn gewartet haben? Und war es Paul gewesen, mit dem sie letzten Sommer – beim nächtlichen Tête-à-tête auf der Terrasse – das Schokoladenbiskuit mit Buttercreme geteilt hatte?

Mit der Gewissheit, dass auf unserer Station anscheinend alle mehr Sex hatten als ich, ließ ich mich ins Auto fallen und fuhr müde heim. Es war mittlerweile fast elf geworden und Wiens Straßen zeigten sich trotz des ausklingenden Faschingsdienstags bereits menschenleer.

Als ich die Stufen zu unserem Appartement hinaufstieg, fiel mir plötzlich Sylvies Ankündigung mit dem Geschenk wieder ein. Ich beschleunigte meinen Schritt und sperrte dann leise, aber rasch auf. Alles war dunkel, Sylvie schlief also schon. Auf Zehenspitzen ging ich ins Wohnzimmer und schaute auf den Esstisch.

Dort lag ein kleines weißes Kuvert, auf dem waren drei fette Rufzeichen. Einen Moment lang blieb mir das Herz stehen. War es etwas Unangenehmes, etwa eine Nachricht der Trennung, wegen zu vieler Nachtdienste, die ich machte? Ich riss es gespannt auf – es waren zwei Eintrittskarten für den Concordia Ball, den Ball des Wiener Presseclubs, in dem Sylvie Mitglied war. Daneben steckte ein handgeschriebener Zettel von ihr, auf dem ich las:

»Diesmal ein Ball hoffentlich ohne Patienten und mit einer ganzen Nacht zum Durchtanzen.«

Dahinter war ein Smiley gezeichnet, das boshaft grinste, denn Sylvie wusste genau, wie ich zum Tanzen stand. Ballkarten – das war das Letzte, das ich heute noch gebraucht hatte!

13

Tage des Streits

Zoff! Wieder einmal ging es um Sylvies grauenhaften Onkel Otto. War ich bei der großen Geburtstagsfeier zu seinem Fünfundsechziger noch rechtzeitig gewarnt gewesen und konnte mit entschuldigender Geste auf meine berufliche Einkaufstour mit Tante Rosa von unserer Station verweisen, traf es mich diesmal unerwartet und mit fieser Wucht. Fies deshalb, weil Sylvie sich vor dem Schlafengehen an mich lehnte und mit süßer Stimme fragte, ob ich mich denn am kommenden Freitag dienstfrei machen könne.

»Wieso?«

»Ich möchte mit dir wohin fahren.«

»Aber ja doch«, sagte ich und war gespannt, welchen Vorschlag eines herrlichen Tages sie mir jetzt gleich unterbreiten würde.

»Super, wir sollen nämlich alle zu Onkel Otto aufs Land kommen«, sagte sie trocken zurück und die süße Stimme gerann in meinen Ohren zu bitterem Zitronengeträufel. Sie hatte mich kalt abgeschossen, das verriet mir auch ihr teuflisches Grinsen – shit!

»Ja weshalb denn? Wie oft feiert der denn einen runden Geburtstag? Oder ist mir da was entgangen und es sind am Ende schon wieder fünf Jahre vorbei?« Meine Laune war am Nullpunkt.

»Nein, er will der ganzen Familie etwas sagen.«

»Und was?«

»Keine Ahnung, hat aber wichtig geklungen.«

»Und alle kommen, wenn Onkel Otto ruft.«

»Na klar.« Sie zuckte mit den Achseln.

»Weil alle auf sein Erbe warten, aber der wird euch alle überleben. Außerdem bin ich nur angeheiratet, nicht erbberechtigt und kann meinen Dienst wahrscheinlich überhaupt nicht tauschen.«

»Jetzt auf einmal?! Du hast doch eben noch …« Aufgeregt und lautstark ging es weiter, wir stritten fast die halbe Nacht. Zuerst sprangen die giftigen Wortfetzen im Stehen hin und her, dann am Bettrand sitzend und zum Schluss jeder in seinem Bett, das Gesicht zur Wand.

*

Mit schlechtem Gewissen fuhr ich am nächsten Morgen in die Arbeit. Ich saß im Bus und schaute auf die endlos vorbeiziehenden grauen Häuserzeilen. Der Urlaub in San Francisco war schon wieder Wochen vorbei, mir kam es in der Erinnerung bereits wie eine Ewigkeit vor, und die Herbsttage wurden unfreundlicher und traurig. Das passte zu meiner Stimmung, denn natürlich hatte ich Sylvie unrecht getan, aber ich konnte eben auch nicht aus meiner Haut. Der blöde Onkel schaffte es immer wieder, einen Keil zwischen uns zu treiben, obwohl er davon gar nichts wusste.

Was stört mich eigentlich so, wenn wir da einen Tag hinausfahren?, ging es mir durch den Kopf und ich wischte über die beschlagene Scheibe. Wenn es Sylvie so wichtig ist, werde ich's schon überleben.

*

»Nein, nein! Sie hätten das eintragen sollen, das ist fix!« Oberschwester Hildes Stimme schwoll zu voller Lautstärke an und drang nun durch die angelehnte Bürotüre bis hinaus auf den Flur. »Wenn das so weitergeht, werden Sie sich hier nicht lange halten. Und das ist ein Versprechen!«

Um ja nicht in die Diskussion verwickelt zu werden, schob ich den schweren Servierwagen mit dem Frühstück, das ich gerade austeilte, rasch an dem Dienstzimmer vorbei. Ludwig, der junge Kollege, der erst seit Kurzem bei uns auf der Station arbeitete, war nur mit einer sehr langsamen Auffassungsgabe gesegnet. Überdies vergaß er regelmäßig, die Eintragungen im Dienstbuch durchzuführen. Statt aber eine einfache Entschuldigung zu murmeln, regte er sich über Hildes Zurechtweisungen auf und schob die Schuld seinen Kolleginnen zu. Heute hatte sich die Situation anscheinend noch weiter zugespitzt, denn unsere Stationsschwester war gefährlich in Fahrt.

»Wieso verspricht man uns Croissants, wenn es dann nur Butterhörnchen gibt?«, riss mich Rostocks Stimme aus meinen Gedanken.

»Was?« Ich begriff nicht, was er meinte.

»Hier, sehen Sie, was auf der Speisetafel steht?« Er deutete auf unseren Speiseplan, der für das Frühstück sowieso täglich gleich war. »Angeboten werden drei Sorten Frühstücksgebäck: Brot, Semmeln oder Croissants.«

»Ja eben«, deutete ich auf den Brotkorb in der Mitte des Tisches.

»Ja eben?« Er klang entsetzt. »Sind das vielleicht Croissants?«

»Was denn sonst?«

»Butterkipferln!«, sagte er gedehnt und bei *Kipferln* betont überzeichnet wienerisch.

»Wo ist denn da der Unterschied?«

»Mein lieber junger Freund!« Er blies hörbar die Luft aus. »Ein Croissant ist eine flaumige, französische Delikatesse …«

»Und ein Butterkipferl?«

»Ein schweres, österreichisch-fettiges Irgendwas«, sagte er aufgebracht. »Ich darf das sagen, denn als Deutscher stehe ich den beiden Nationen neutral gegenüber. Sind wir froh, dass Sie nicht für eine Armee zu sorgen haben. Da würden wir aus Übersättigung jede Schlacht verlieren.«

»Im Krieg wären wir froh gewesen, wenn wir überhaupt etwas gehabt hätten«, mischte sich nun Tante Rosa ein.

»Pah, was wissen Frauen denn schon vom Krieg, außerdem waren Sie da sicher noch ein Kind.«

Verdammt, wurde denn überall nur gestritten? Ich drehte mich um, ließ ihn stehen und hörte gar nicht mehr hin.

*

Am Freitag waren wir dann bei Onkel Otto. Es war das vierte Mal, dass ich ihn sah, und mir reichte auch gleich seine Begrüßung.

»Nau, hot da Irrnwärta a amol Zait firn oidn Onkl?«, dröhnte es mir vom Hoftor in breitestem Dialekt entgegen. »Oiso kimmt's hoit eina do.«

Wie auch bei den Besuchen davor war er in seiner speckigen, ledernen Knickerbocker und zwischen den beiden Hosenträgern, mit grünen geprägten Hirschmotiven über der Brust, wölbte sich uns ein gewaltiger Bierbauch in einem rot-weiß karierten Leinenhemd entgegen.

Drinnen waren bereits Sylvies Eltern, eine ihrer Cousinen und ein mir noch unbekanntes Ehepaar mit Sohn, das mir kurz vorgestellt wurde, wo ich aber den Verwandtschaftsgrad nicht verstand. Somit alle Erbberechtigten, vermutete ich, nachdem Onkel Otto selbst kinderlos war.

Und darum ging es dann auch in dem einberufenen Gespräch. Onkel Otto machte sein Testament oder, besser gesagt, er erzählte, uns Beifall heischend, von dieser Absicht. Dabei erfuhren die Anwesenden, dass es, außer der Wirtschaft und seinem Anteil an einem lokalen Sägewerk, auch um zwei größere Gründe und ein recht ansehnliches Geldvermögen ging. Also, auch durch mehrere Köpfe geteilt, noch immer eine stattliche Erbschaft für jeden.

Nach seiner Ankündigung erwartete er offensichtlich nun die entsprechenden Danksagungen bereits *prä mortis*, eine Pflicht, der die anderen Verwandten gerne und lautstark nachkamen. Nur Sylvie saß ziemlich befremdet in der Wohnküche des Bauernhauses.

»Nau Süverl, gfreut's eich denn gor nit, wüllst di net bei mia bedankn?«, fragte er sie in der Mehrzahl, so als wäre ich nur ein lästiges Anhängsel.

»Onkel Otto, du bist grad fünfundsechzig gewesen, das hat noch zwanzig Jahre Zeit«, war es Sylvie sichtlich unangenehm und sie versuchte, die Situation mit einem Scherz zu lockern. »Wer weiß, vielleicht machst du mit deinem Geld ja noch einmal eine Weltreise oder heiratest noch einmal.«

»Bedankn kaun ma si trotzdem«, sagte er darauf unfreundlich und hart. »Oda glaubst, dass d' daun am End nix mehr kriagst?«

»Ich glaub, es ist genug, wir gehen jetzt«, warf ich ein und stand auf.

»Ah so is des, da feine Herr hots net notwendich, nau do wirst hoit a Leben laung bei de Deppaten bleiben miassn.« Er war richtig aufsässig geworden und wir suchten das Weite. Im Stillen war ich nicht unglücklich über die Sache, denn in Sylvies Augen sah ich: Onkel Otto hatte sich für dieses Leben für sie erledigt – gut so.

*

Samstag war wieder Nachtdienst angesagt. Ich traf mich tagsüber mit einem alten Schulkameraden und ging mit ihm auf eine Partie Billard, denn trotz des unmöglichen Verhaltens von Onkel Otto war Sylvie wegen der ganzen Sache noch immer schlecht auf mich zu sprechen.

Fritz kannte ich nun wirklich schon, seit ich denken konnte, und wir waren füreinander da, wenn es Frauenprobleme gab. Er meinte nur, am besten sei jedenfalls etwas Abstand, dann würde das schon wieder werden. Da konnte er leicht reden, als bekennender Single.

*

»Das ist Frau Niederl, die ist seit gestern Abend bei uns«, sagte Melanie freundlich, als sie mir den Dienst übergab, und deutete auf eine kleine, etwas dickliche Person in einem grauen Wollpulli, die im Speisesaal in einem Stuhl am Fenster saß und hinausschaute. »Aber Achtung, die Ruhe täuscht.«

»Wirkt ganz friedlich, was hat sie denn getan?«

»Sie ist eine sehr zornige Person und mag überhaupt nicht hier sein. Es hat heute vor dem Frühstück schon ein Problem gegeben. Wie ich sie unseren Leuten vorgestellt habe und der Paul sie begrüßen wollte – na, du weißt ja, wie er das macht –, hat sie ihm mit der Faust die Hand so fest weggeschlagen, dass er jetzt einen ziemlich blauen Fleck hat.«

»Der Arme, hat sie was in der Richtung, weil sie so überreagiert?«

»Genau, sie hat panische Angst vor Berührungen und Ansteckungen, deswegen wurde sie eingewiesen, draußen ist es nicht mehr gegangen.«

»Und dann?«

»Der Sebastian hat ihr mit meiner und Ludwigs Hilfe eine Spritze gegeben, um sie vorerst einmal zu beruhigen. Was nicht leicht war, denn die Frau hat unheimliche Kräfte, kann ich dir sagen.« Melanie schlüpfte in ihren Mantel. »Sie ist dann den ganzen Tag am Zimmer gewesen und erst vor einer Stunde herausgekommen. Es wäre gut, wenn sie gemeinsam mit den anderen essen würde, damit sie Kontakt bekommt.«

»Ja, ich werde sie nur weit weg von Paul setzen.«

»Der Sebastian hat seinen 24-Stunden-Dienst, es ist also jemand da, der den Fall kennt, falls du Schwierigkeiten mit ihr hast.«

Theodora Niederl war Braumeisterin, sie hatte ihre Bärenkräfte also eindeutig von ihrer Arbeit. Nur die Berührungsängste waren im Zusammenhang mit dem Beruf eigenartig. Ich kannte zwar keinen Bierbrauer persönlich, stellte mir die Mitglieder dieses Berufsstandes aber als gemütliche Schulterklopfer vor, gesellig und unaufgeregt. Aber Frau Niederl war sicherlich schon lange in Pension und das genaue Gegenteil. Das spürte ich sofort, als ich zu ihr ging, um mich vorzustellen. Ich machte das nur mit Worten, ohne ihr die Hand hinzustrecken, trotzdem stand sie vom Stuhl auf und ging deutlich auf Abstand zu mir. Auf meine Begrüßung reagierte sie nur mit einem Brummen.

»Essen Sie hier mit den anderen?«, fragte ich höflich.

»Meinetwegen, aber nur wenn niemand krank ist.«

»Unsere Mitbewohner sind alle äußerst gesund, Frau Theodora«, versuchte ich sie aufzumuntern.

»Sie sind gerade gekommen, Sie können das gar nicht wissen und mein Name ist Niederl«, kam es unfreundlich zurück.

Eine Viertelstunde später kamen die Leute zum Essen. Frau Niederl hatte sich gleich an den ersten Tisch zum Fenster gesetzt und blickte jeden, der sich näherte, übellaunig an.

»Das ist aber mein Platz!« Herr Wessely hatte sich forsch genähert und baute sich vor dem Tisch und Frau Niederl auf. Sie machte nur eine wegwerfende Handbewegung, die etwa hieß, verschwinden Sie hier, und rückte ihren Sessel demonstrativ näher zum Teller.

»Stehen Sie sofort auf!« Wessely schlug nun auch einen lauten Ton an, den ich bei ihm so noch nie gehört hatte. Anscheinend war ihm sein Platz sehr wichtig.

»Ich denke nicht daran«, konterte Frau Niederl bewusst provokant.

»Sie können nicht hierherkommen und sich einfach einen Platz aneignen.«

»Sie sehen, dass ich es kann. Und jetzt lassen Sie mich in Ruhe und gehen Sie weg.«

»Na, das werden wir ja sehen.«

Bevor ich es verhindern konnte, nahm Herr Wessely die Frau bei ihrem Pullover und versuchte, sie hochzuziehen. Das hätte er lieber nicht tun sollen. Sie sprang mit einem feindseligen Laut auf, holte aus, und als ich dazwischensprang, donnerte ihre Faust genau auf meine Wange.

Es fühlte sich an, als hätte mich ein Pferd getreten. Wo nahm diese kleine Frau solche Kräfte her? Ich kam mir vor wie ein römischer Legionär, der auf Asterix getroffen war.

Dann begann Frau Niederl zu toben und die Teller um sich zu werfen. Dabei schrie sie alle an und schimpfte lauthals vor sich hin. Zum Glück sprang Ludwig mir zu Hilfe, bevor sie noch größeren Schaden anrichten konnte. Auch Sebastian, der davor schon den Streit gehört hatte und aus dem Bereitschaftsraum gekommen war, half mit, die Wutschnaubende zu bändigen. Mit vereinten Kräften schafften wir sie in ihr Zimmer und legten ihr Fixiergurte an. Das war das erste Mal, dass das bei einem Patienten nötig war, seit ich auf der Station Dienst tat. Sebastian verabreichte ihr noch eine Beruhigungsspritze, die nach einigen Minuten ihre Wirkung tat. Bei der Zertrümmerung der Teller hatte sie sich einen Schnitt am Arm zugefügt, den Ludwig versorgte, während Sebastian meine Wange untersuchte.

»Sind alle Zähne noch drinnen?«, fragte er jetzt lachend.

»Ich weiß es nicht, ich hab innen noch kein Gefühl. Es ist wie nach einer Spritze beim Zahnarzt.« Die Wange und mein Unterkiefer brannten fürchterlich.

*

Es war kurz nach Mitternacht und ich machte eine Kontrollrunde. Sebastian schlief im Bereitschaftszimmer und Ludwig döste im Dienstzimmer über den Skripten eines Fortbildungslehrganges, den er gerne besuchen wollte.

In den Unterlagen hatte ich über Frau Niederl nachgelesen, dass sie eine schwere Lebenszeit hinter sich hatte. Wegen ihrer verschiedenen Zwänge und Störungen war sie bereits des Öfteren in psychiatrischer Behandlung gewesen. Vor drei Jahren kamen ihr Mann und ihre Tochter bei einem Autounfall ums Leben. Seit damals war sie nicht mehr fähig zu arbeiten, verlor den Job in der Brauerei und wurde zum Sozialfall.

Ich stand eine Weile in der kalten Nachtluft auf der Terrasse und kühlte meine noch immer schmerzende Backe. Trotzdem tat mir

Frau Niederl leid. Wenn man ein ganz normales Leben führt, kann man sich gar nicht vorstellen, wie schnell alles vorbei sein kann, dachte ich, und wie man nach unten rasseln konnte.

Mit den Überlegungen ging ich zurück in die Wärme und setzte meinen Gang fort. Vor dem Zimmer von Frau Niederl blieb ich kurz stehen, dann öffnete ich die Türe und machte zur Sicherheit einen Blick hinein – sie war weg. Sofort drehte ich das Licht auf. Die Gurte hingen seitlich am Bett herunter. Wie war sie da hinausgekommen? Es war mir unklar, wie man sich daraus befreien konnte. Ich überlegte kurz, Sebastian zu wecken und Alarm zu schlagen, dann entschied ich mich aber zuerst für eine Suchaktion.

Die Gänge der Station waren leer, alles war ruhig und die Ausgangstüre ordnungsgemäß versperrt. Als ich Richtung Dienstzimmer ging, um nun doch die anderen zu alarmieren, bemerkte ich, dass die Türe von Tante Rosas Zimmer einen Spalt offen stand. Rosa sperrte nie ab und mir blieb kurz das Herz stehen bei dem Gedanken, was mich drinnen erwarten würde. Als ich die Tür sachte aufdrückte, fiel der Lichtschein auf das Bett. Dort lag Theodora Niederl und hinter ihr, sich an ihren Rücken kuschelnd und sie wie ein kleines Kind schützend umfangend, lag Tante Rosa.

Ich musste eine Weile stehen bleiben und mir diese friedliche Szene ansehen, die mich sehr berührte. Dann ging ich vorsichtig hinein und zupfte Tante Rosa am Ärmel. Sie war sofort wach und bedeutete mir, leise zu sein.

»Frau Niederl kann nicht hierbleiben, sie muss zurück in ihr Zimmer«, flüsterte ich aufgeregt.

»Schon gut«, flüsterte Rosa nickend zurück und deutete beschwichtigend in Richtung Türe, »gehen Sie nur, ich mach das schon.«

Wohl war mir nicht bei dem Gedanken, aber ich wollte auch nicht wieder einen rabiaten Anfall bei Frau Niederl auslösen. Also ging ich hinaus und öffnete die Türe von ihrem Raum, der fast genau gegenüberlag. Tante Rosa zog Frau Niederl hoch und führte die

Schlaftrunkene über den Gang in ihr Zimmer, dabei strich sie ihr sanft über den Rücken. Frau Niederl ließ es geschehen, legte sich brav in ihr Bett und schlief sofort wieder ein. Ich verzichtete daher auf die Fixiergurte und schloss die Türe. Draußen am Gang drückte ich Rosa die Hände.

»Danke.«

»Aber gerne, sie hat sich zu mir gelegt, wahrscheinlich war ihr die Aufregung am Abend zu viel und sie hat sich allein gefühlt.« Sie legte mir ihre Hand auf den Arm. »Wissen Sie, Herr Arnold, wir hier herinnen sehen die Welt vielleicht manchmal anders, aber wir brauchen die gleiche Zuneigung wie alle Menschen.«

Ab dieser Nacht stand Frau Niederl, die man ab nun auch Theodora nennen durfte, unter dem Schutz von Tante Rosa. Bei ihr fand sie die Geborgenheit, die sie so lange vermisst hatte. Von Rosa ließ sie sich auch bei Dingen helfen und manchmal gingen die beiden sogar eingehängt spazieren.

*

Als ich am nächsten Morgen nach Hause kam, schlief Sylvie noch. Sie arbeitete gerade an einem Auftrag für einen größeren Kunden und war bestimmt bis spät nachts über ihren Zeichnungen und Texten gesessen. Ich legte mich leise ins Bett, um sie nicht aufzuwecken, sie schlug aber trotzdem die Augen auf. Dann lächelte sie kurz, legte ihre Arme eng um mich und war sofort wieder eingeschlafen.

Endlich, unser Streit war vorbei. Ich fühlte mich geborgen in ihren Armen und konnte Frau Niederl verstehen.

14

Tante Rosas Klavier oder wenn Engel singen

Es war bereits Ende November sehr kalt geworden. Die schwarzen, entlaubten Zweige des Kastanienbaumes in unserem Hof starrten feucht und frostig in den Himmel. Das Thermometer zeigte sechs Grad unter null, eine außergewöhnlich tiefe Temperatur für Wien. Sogar die Krähen, sonst recht munter im Schnee hüpfend, saßen aufgeplustert und regungslos auf den Ästen.

Jeder, der an diesem grauen Samstag nicht unbedingt vors Haus musste, blieb in seiner gut geheizten Wohnung. Schon um mehreren schweren Knochenbrüchen vorzubeugen, denn die Gehsteige schimmerten eisig blau. Nur ich hatte natürlich Dienst.

Eine halbe Sunde nach Arbeitsbeginn kam ich auf die Station, da der Bus zuerst schon Verspätung hatte und dann aufgrund hängen gebliebener Sommerreifenfahrer nicht weiter konnte.

»Herr Arnold«, kam Tante Rosa nach dem Mittagessen auf mich zu, »es kommt ein Paket für mich, könnten Sie mir dann damit zur Hand gehen, bitte?«

»Ja gerne«, sagte ich hilfsbereit. »Was ist es denn?«

»Ein Klavier!« Ihre Augen leuchteten.

»Ein Klavier?« Ich war erschrocken und sah schon drei stärkere Herren einen Flügel auf die Station schleppen. »Das geht doch nicht.«

»Keine Angst, es ist so ein modernes, elektronisches. Also eigentlich ist es ja nur eine Klaviatur mit Kabel.«

»Aha – und wofür?«

»Na, für mich zum Üben.«

»Spielen Sie denn Klavier?« Davon hatte ich noch nie gehört.

»Ja natürlich! Ich hab schon als Kind mit vier Jahren Klavier lernen müssen, wie das in feinen Haushalten so üblich ist. Es hat mir aber so gut gefallen, dass ich dann auch noch als Teenager freiwillig Stunden genommen habe. Ich hab sogar einmal ein Konzert gespielt.«

»Spannend, davon haben Sie ja nie erzählt.«

»Ein paar Geheimnisse braucht eben jeder Mensch.« Sie zwinkerte mir schelmisch zu. »Ich war einmal recht gut auf dem Instrument, habe schon viele Jahre nicht gespielt, aber was man einmal kann und gerne getan hat, das verlernt man nicht. Hoffe ich zumindest.«

»Und wo haben Sie das jetzt her?«

»Von meiner Tochter. Sie hat ja nie Zeit, mich zu besuchen, und da habe ich einfach ihr schlechtes Gewissen ausgenützt und es mir zu Weihnachten gewünscht. Und leisten kann sie sich das ohne Probleme.«

»Haben Sie auch Oberschwester Hilde Bescheid gesagt?«

»Natürlich, ihr hat die Idee sogar gut gefallen.« Sie merkte meinen fragenden Blick. »Keine Angst, da sind Kopfhörer dabei, ich werde also niemanden stören mit meinem Geklimper.«

*

Das Paket, das der Botendienst brachte, war überraschend klein. Das Elektropiano bestand wirklich nur aus einem Paneel mit den Tasten, einigen Einstellknöpfen und einem Gestell, auf dem es zu montieren war.

Wie versprochen, half ich Tante Rosa beim Auspacken und Aufstellen. Mit den acht längeren Inbusschrauben waren die Beine schnell fixiert, der Schraubenschlüssel war beigepackt, und die ganze Sache in zwanzig Minuten erledigt.

Tante Rosa setzte sich hin, schaltete es ein und spielte einige kräftige Akkorde. Sensationell, diese moderne Technik, dachte ich, klingt tatsächlich wie ein richtiges Klavier.

»Oh Verzeihung«, meinte Rosa, als sie mich noch in der Türe stehen sah, und steckte die Kopfhörer an. »War ich zu laut?«

»Nein, nein. Ich hab nur zugehört – klingt toll.«

»Ich möchte gerne bei unserer Weihnachtsfeier spielen, als Überraschung für die anderen. Ich hoffe, die mögen es.«

»Da bin ich mir ganz sicher.«

*

Am nächsten Tag, es war der erste Adventssonntag, war mein freier Tag. Ich plante ein ausgiebiges Bad, ein gutes Essen und danach einen Nachmittag auf der Couch. Im Fernsehen brachten sie in der Vorweihnachtszeit nun endlich wieder die alten amerikanischen Filme und für mich als Heile-Welt-Junkie gibt es in dieser Zeit nichts Schöneres als Bing Crosby und Danny Kaye in einem sentimentalen Schinken aus den Fünfzigern.

»Kommt nicht infrage«, sagte Sylvie, »heute machen wir es stimmungsvoll.«

»Eben, was gibt es Stimmungsvolleres als …«

»Christkindlmarkt«, kam es prompt retour. Ich hatte schon so etwas geahnt.

»Es ist kalt.«

»Dann zieh dich warm an, mein Schatz«, lachte sie, »und ich kaufe dir auch einen heißen Punsch mit viel Alkohol.«

»Noch schlimmer«, brummelte ich, »kalt und besoffen.«

*

So kalt war es dann gar nicht, als wir durch einen leichten Schneefall in Richtung Weihnachtsmarkt wanderten. Ich war froh, mich aufgerafft zu haben, denn ich mochte den Schneefall. »Bitte, was willst du noch?« Sylvie hakte sich bei mir unter. »Es schneit, das hab ich nur für dich bestellt.«

»Dafür wird es dann am Heiligen Abend wieder nicht schneien.« So war es jedes Jahr, der Schnee kam zu früh oder zu spät und zu den Feiertagen war es meistens grau.

»Jetzt hör schon auf zu unken …«

Unterwegs erzählte ich ihr von Tante Rosa und der Lieferung des Klaviers.

»Und glaubst du, sie wird wirklich etwas spielen?«, fragte mich Sylvie.

»So wie sie getan hat, denk ich schon, nur unsere Weihnachtsfeier ist wahrscheinlich wieder ziemlich kurz und lieblos. Immerhin habe ich schon zwei auf der Station erlebt und jedes Mal gab es nur den üblichen Nachmittagskaffee mit staubtrockenen Keksen aus dem Supermarkt und im Anschluss daran ein paar Packerln mit öden Geschenken und gute Wünsche. Also keine Feier im eigentlichen Sinn.«

»Dann machen wir's doch heuer einmal anders.«

»Wir?«

»Ja, ich könnt was backen und komm dann auch hinauf zu euch. Wir machen eine richtige Feier. Die Tante Rosa soll spielen dazu und ich mache zwei große Bleche mit leckeren Butterkeksen.« Sylvie war richtig in Fahrt.

»Ich kann es ja vorschlagen. Und du willst dir die Arbeit wirklich antun?«

»Na klar doch. Also, beschlossene Sache?«

»Moment, ich brauche vorher das Einverständnis von Oberschwester Hilde und die Patienten müssen da auch mitmachen wollen.«

»Ah«, wischte sie mein Zögern mit einer Handbewegung weg, »jeder wird froh sein, wenn du das in die Hand nimmst.«

*

Tags darauf brachte ich ihren Vorschlag bei unserer wöchentlichen Teambesprechung ein. Sylvie sollte recht behalten – Oberschwester Hilde war sofort begeistert von der Idee und auch die anderen vom Pflegedienst waren froh, wenn jemand die unliebsamen Vorbereitungen in die Hand nahm.

»Das freut mich, dass Ihre Frau uns da hilft«, meinte Hildchen und klopfte mir auf die Schulter, »da ich auch jedes Jahr daran denke, wir sollten eine ordentliche Feier machen, aber ich komme nie dazu, was Schönes vorzubereiten. Also machen wir es in vierzehn Tagen, am dritten Adventssonntag, und Herr Arnold kümmert sich um alles Weitere.«

»Eine tolle Idee«, sagte auch Melanie, »ich finde es super, dass deine Frau so Anteil nimmt an deinem Job.«

Später, als wir es unseren Bewohnern mitteilten, nickten ebenfalls alle beifällig.

»Schön, Strohsterne basteln!«, rief Alex sofort aus und ich notierte pflichtgemäß seinen Wunsch, froh, die erste Idee für den Ablauf des Abends gefunden zu haben. Tante Rosa raunte mir leise zu: »Ich übe schon fleißig!« Und abends zu Hause war dann auch Sylvie glücklich.

»Hab ich's nicht gewusst?«, sagte sie. Na bitte, bei allen hatte ich einen Stein im Brett und in den nächsten zwei Wochen zusätzlich Arbeit damit.

*

Zwei Wochen später, dritter Adventssonntag und zehn Tage vor Heiligabend, war es dann so weit. Melanie und ich hatten die Station mit Tannenzweigen und bunten, glänzenden Kugeln geschmückt, auf allen Anrichten und Tischen lagen Stoffservietten und die Kaffeemaschine lief bereits auf Hochtouren.

Sylvie war mit dem Taxi und zwei Säcken duftender Butterkekse gekommen. Wann sie die – inmitten ihres eigenen Vorweihnachtsstress' – gebacken hatte, war mir unklar. Zumindest konnte ich mich nicht erinnern, sie zu Hause dabei gesehen zu haben.

Auch Oberschwester Hilde erfüllte ihre Aufgabe, die ich ihr zugeteilt hatte, und brachte Strohhalme und Bindfäden, aus denen später die Strohsterne mit Alex gebastelt werden sollten.

Zu unserer Verblüffung kam kurz vor Beginn der Festlichkeit noch Herr Braunsteiner mit einem Christbaum. Dass Braunsteiner kommen würde, wenn es mit Hildchen was zu feiern gab, war keine Überraschung, dafür aber der Baum, den er aus dem Lift auslud. Er war gut eineinhalb Meter groß, stand in einem Holzkreuz, war aber noch zusammengebunden. Als Hilde vorbeieilte und ihren Franzl mit dem Baum sah, bekam sie leuchtende Augen.

»Danke, Franz, das ist ja jetzt wirklich feierlich.« Dann wandte sie sich an mich. »Den müsst ihr aber noch schmücken.«

Das auch noch, ich blies hörbar die Luft aus und winkte Sylvie und Melanie zu mir.

»Hilde will, dass der noch geschmückt wird«, sagte ich verzweifelt. »Was machen wir denn jetzt?«

Die beiden schauten mich an und schüttelten den Kopf.

»Ist doch kein Problem …«, sagten sie wie aus einem Mund und nahmen mir den Baum ab. Sie stellten ihn auf einen Hocker, der mit Weihnachtspapier verkleidet wurde, nahmen einige der bunten Kugeln von der Wand und hängten sie auf die Zweige. Schließlich fanden sie noch rote Papierschlangen vom letzten Fasching und legten sie wie Ketten rundherum. Es dauerte keine zehn Minuten und er schaute tatsächlich wie ein richtiger Christbaum aus.

Zu guter Letzt trugen wir Tante Rosas Klavier aus ihrem Zimmer und stellten es seitlich neben den Baum. Unsere Leute staunten, da sie nur mit Kopfhörern übte und die meisten gar nichts von Rosas Plänen gewusst hatten. Die Überraschung war ihr also gelungen, freudestrahlend schritt sie hinter uns nach. Sie trug einen langen goldfarbenen Rock und ihre hellgrüne durchsichtige Chiffonbluse mit dem zarten Spitzenkragen, die sie bei unserer gemeinsamen

Einkaufstour erstanden hatte – heute jedoch glücklicherweise mit etwas darunter. Dazu am Kopf eines ihrer unvermeidlichen Hütchen, heute in Gold, fein abgestimmt zum Rock. Sie sah wirklich aus wie ein Mädchen aus besserem Haus.

*

»... und so wünsche ich uns allen ein gesegnetes Weihnachten, eine schöne Feier und freue mich auf Ihre Darbietungen.« So schloss Oberschwester Hilde ihre Begrüßungsansprache, nachdem alle versammelt waren. Applaus.

Ich ging nach vorn, denn ich hatte die Conference des Nachmittags übernommen. Der erste Beitrag war das Gedicht *Wiegenlied* von Josef Weinheber, vorgetragen von Herrn Wessely. Er las ein wenig holprig, aber sehr inbrünstig.

Dann kam Paul mit einer Weihnachtsgeschichte. Er richtete sich sein Hemd und seine Krawatte und kam nach vorne.

»Gestatten Sie, Paul«, begann er. »Paul heiße ich.« Alle lachten, er auch. Ich glaube, in dem Moment hat er uns alle zum Narren gehalten und amüsierte sich selbst darüber. Er hat die Geschichte, die ein wenig lang war, dann jedoch mit großen, ernsten Gesten gelesen und genoss sichtlich seinen Auftritt.

»Machen Sie uns auch was?«, fragte Hilde leise in Richtung Rostock.

»Ich hätte nur eine Kriegsballade, doch das wäre unpassend, also erspare ich sie Ihnen«, antwortete er.

Ich hingegen hatte aber den Eindruck, als wäre der große Militarist etwas zu schüchtern, um sich vor die versammelte Menge zu stellen, was er aber sicherlich nie zugeben würde.

Endlich kam nach den gesprochenen Beiträgen der Liedteil. Ich sah, dass Tante Rosa schon sehr nervös war, bis sie endlich zu ihrem Klavier gehen durfte und die ersten Akkorde anschlug. Ihre anfängliche Unsicherheit wich sehr bald und als zweite Nummer spielte sie – mit einem kurzen, heiteren Augenzwinkern in Richtung

Rostock – die C-Dur-Invention von Bach, auch bekannt aus dem *Ave Maria.* Ich war über ihre Darbietung derart überrascht, dass ich mein Handy aus der Tasche zog, auf den Tisch vor mir legte und auf Aufnahme drückte. Nachdem Rosa geendet hatte, setzte spontaner Applaus ein. Sie verneigte sich kurz und mit einem unsicheren, mädchenhaften Lächeln.

»Ja, so spielt man Bach«, sagte auch Rostock mitten in den Beifall und seine Stimme klang seltsam belegt.

»Da hat er recht«, pflichtete nun sogar Herr Braunsteiner bei und deutete auf Rostock, »er versteht schließlich etwas davon.«

»Nun müssen wir aber zum Abschluss noch ein Weihnachtslied singen«, beschloss Oberschwester Hilde.

»Ich kann *Leise rieselt der Schnee* auswendig«, sagte Tante Rosa und alle nickten. Sie begann ein langsames, sehr stimmungsvolles Vorspiel und dann, mit Beginn der Strophe, begann sie zu singen. Leise, mit der leicht gebrochenen Stimme eines alten Menschen, aber sehr stimmig zur Musik. Ihre Töne passten wunderbar zu dem Weihnachtslied und rissen sofort auch Frau Niederl mit, die mit der kräftig tiefen Altstimme der ehemaligen Bierbrauerin einfiel. So nach und nach sangen und summten jetzt alle mit, es klang schon fast wie eine richtige Singgemeinschaft.

Mit einem Mal stand unser Riese Alex auf, trottete zum Klavier, stellte sich hin und nickte uns fröhlich zu, so als wolle er sagen, das Lied kann ich auch. Wir lächelten ihm ermunternd zu, hätten aber nie gedacht, dass er mit seiner Fistelstimme mehr als ein Piepsen herausbrächte. Als er aber anhob und in die zweite Strophe mit einstimmte, kam aus seinem Mund ein hoher glänzender Knabensopran mit unglaublich zauberhaftem Wohlklang. Wie die reinen Obertöne eines Sängerknaben schwebte seine Stimme über unseren Chor hinweg und sein

»In den Herzen wird's warm,
still schweigt Kummer und Harm …«

füllte den Raum mit etwas, das ich so noch nie gehört hatte. Ich konnte nicht mehr weitersingen, so rührte mich dieser Moment. Auch Sylvie drückte meine Hand und die Tränen rannen ihr über die Wangen, während sie versuchte, das Lied zu Ende mitzusingen. Langsam klang der letzte Ton aus. Tante Rosa stand wortlos auf, umarmte Alex mit beiden Händen und drückte ihn an sich.

Stille.

»Gell, brav war. Kriegen Cola jetzt?«, sagte Alex mit einem Mal und grinste. Seine spontane Bemerkung brach abrupt den feierlichen Moment und alle lachten herzlich. Sylvie wischte sich die Tränen aus den Augen, ich stoppte die Aufnahme auf meinem Handy, Melanie holte die Cola für Alex und Hildchen begann, den Gugelhupf aufzuschneiden.

Wir bastelten dann zwar doch keine Strohsterne, aber trotzdem wurde es eine lange und herzliche Adventfeier. Was machte es da schon, dass Hubert, unser Kleptomane, in dem Moment, als alle den Sängern lauschten, heimlich die Hälfte der Löffel und zwei Zuckerstreuer von den Tischen nahm. Wir haben so getan, als bemerkten wir es nicht, und ihm diese Weihnachtstrophäe gelassen. Noch vor dem Neujahrstag hat er die Sachen wieder zurück an ihren Platz gestellt.

Sylvie und ich gingen später – noch immer erfüllt von dem Erlebnis – in der abendlich wohligen Dunkelheit nach Hause.

Und am Heiligen Abend spielte unter unserem kleinen Christbaum, statt der üblichen *Stille Nacht*-CD, das Weihnachtslied mit Alex aus meinem Handy – heuer sang für uns ein wirklicher Engel.

15

»… oder Sie können mich mal«

Der restliche Winter war ohne weitere Ereignisse verlaufen. Sogar beim jährlichen Patientenball hatte es in diesem Jahr keine gröberen Zwischenfälle gegeben. Diesmal organisierte ihn das Pflegepersonal vom Nebenpavillon, das zum Leidwesen von Oberschwester Hilde alle ihre Neuerungen rückgängig machte – keine Tischkärtchen, kein Buffet und keine Mitternachtseinlage. Alles ging also entspannt seinen gewohnten Gang. Eigentlich fade, begann ich bereits darüber zu denken, denn die kleinen Aufregungen gingen mir bereits ab. Meine Wünsche nach Turbulenzen sollten aber postwendend erhört werden, dabei begann es eigentlich ganz harmlos.

Bei uns auf der Station stand nach zehn Jahren eine größere Adaptierung an. Das bedeutete, die Zimmer ausmalen, die Anstriche ausbessern und die Böden professionell reinigen. Diesmal war im Zuge der Arbeiten noch zusätzlich vorgesehen, dass wir eine neue Teeküche bekommen sollten. Das war auch nötig, denn auf unseren Schränken und Kasteln prangten noch die gelbgrün gesprenkelten Dekorplatten aus den Siebzigerjahren und unser Herd war bestimmt ein Vorkriegsmodell.

Gleichzeitig erreichte uns auch zu Hause im achten Bezirk ein Brief unseres Vermieters mit der Ankündigung, dass die Mietrücklagen für Sanierungen nun zum Teil aufgelöst werden würden und das ganze Haus neue Fenster bekäme. Na bitte, arbeiten und wohnen auf einer Baustelle – gemütliche Zeiten standen bevor.

*

»Des geht net eine?«

»Na, des is aussa da Norm, des mocht an Spolt!«

»Dafüa is de Mitt'n drüba?«

»Jo, ums Oaschleck'n!«

Mit diesen ungläubigen Fragen und den fast resignierenden Bestätigungen endete bei uns im Haus der erste Tag der Einbauarbeiten für die neuen Fensterflügel. Sie sollten nach dem Abschneiden der alten Fensterangeln und eines entsprechenden Zwischenteiles in die vorhandenen Fensterstöcke eingesetzt werden. Seit sieben Uhr früh verbreiteten die beiden Monteure Lärm und Dreck mit großer Flex und Holzstemmeisen. Leider erwiesen sich jetzt die neuen Fenster als zu nieder, dafür aber zu breit. Jeweils zwar nur um einen halben Zentimeter, aber doch. Wie solche minimalen Abweichungen von der rechten Norm bei uns in Wien genannt werden, hatte der ältere der beiden Arbeiter soeben treffend von sich gegeben. Es half nichts, sie mussten die Fenster wieder mitnehmen.

»Zirka morgen kommen Neuche«, sagte der jüngere der Arbeiter in bemühtem Deutsch, anscheinend war er der Partieführer, während er die Fensterhälften wieder auf den Gang hinaus verfrachtete. Was mich dabei an seiner Aussage stutzig machte, war das kleine Wörtchen *zirka*.

»Was heißt denn zirka?«, wollte ich wissen. »Morgen oder nicht morgen?«

»Rufens in da Firma an, wird scho passen.« Das war alles, was ich aus ihm noch herausbrachte. Er drückte mir eine Visitkarte in die Hand, also eigentlich war es ein mit der Schere ausgeschnittenes Kartonstück mit einem Firmenstempel darauf.

»Meine Frau kommt um zwei, wegen der kleinen Wohnung im oberen Stock«, rief ich ihm noch nach, was keinerlei Reaktion seinerseits auslöste.

Sylvie war noch bei einem Kunden, also verklebte ich die Fenster notdürftig mit Packpapier und hoffte, dass es nicht regnen würde. Dreimal versuchte ich dazwischen, bei der Firma anzurufen, kam aber immer nur auf einen Anrufbeantworter, wo ich beim dritten Versuch eine Nachricht hinterließ.

Es war elf und ich musste dringend ins Spital. Dienst hatte ich zwar keinen, aber auch auf der Station fingen die Arbeiter heute Vormittag mit der Sanierung an.

Die Arbeiten waren für eine ganze Woche geplant und jeden Tag war einer der Pfleger zusätzlich freiwillig da, um den normalen Pflegedienst vom Umbaustress freizuhalten. Ich meldete mich gleich für den ersten Tag, um die Sache hinter mir zu haben und auch weil ich dachte, die Leute einzuweisen wäre noch am wenigsten kompliziert.

*

»Herr Arnold«, empfing mich Oberschwester Hilde schon am Gang, »Gott sei Dank, dass Sie rechtzeitig da sind. Bitte schauen Sie sofort in den Speisesaal, dort hat die Firma alles abgestellt, dann sind die Leute fortgegangen und wir können jetzt nicht essen. Das muss weg, aber gleich, bitte!«

Ich schlüpfte aus der Jacke und lief nach hinten in das Speisezimmer. Dort standen tatsächlich Leitern, Malerstangen, Werkzeugkästen und Material durcheinander zwischen den Tischen abgestellt. Ich schleppte also alles auf den Gang, lehnte die Sachen an die Wand.

Nach fünf Minuten rann mir der Schweiß von der Stirne und ich haderte mit meiner Wahl, denn vielleicht hatte ich doch den falschen Tag ausgesucht. Da war ich froh, als zufällig unser Riese Alex vorbeitrottete.

»Kann helfen!«, rief er, als er mich schuften sah.

»Gerne«, sagte ich, richtete mich auf und streckte mein Kreuz durch.

»Bitte trag doch die Säcke und die großen Farbkübel hinaus und stell sie auf den Gang.«

Wie immer freute sich Alex über die Beschäftigung, griff nach den Säcken mit dem Verputz und trug sie nach draußen, so locker, als ob es Zierpolster wären.

*

»Ja, was is denn des?« Die Stimme des Vorarbeiters klang unfreundlich, als die Partie endlich aus der Pause kam. Er hob fragend die Hand und deutete auf die Sachen, die Alex und ich fein säuberlich im Flur aufgereiht hatten. »Wer hat denn des ang'schafft?«

»Die Stationsschwester«, sagte ich, um jeder Diskussion zu entgehen. »Es war Essenszeit, da brauchen wir den Speisesaal, den Sie belegt haben. Das geht natürlich nicht.«

»Und wieso is des auseinandersortiert?«

»Was meine Sie? Hier stehen alle Leitern und das Werkzeug, auf der anderen Seite die Kübel und drüben die Säcke mit dem Verputz.« Versuchte ich, mir Respekt zu verschaffen.

»Eben.«

»Was eben, übersichtlicher getrennt geht's wohl nicht.«

»Aber des wor ja schon Zimma für Zimma hergerichtet. Sie hab'n die gonze Ordnung zerstört.«

Die Arbeiter murrten etwas, dann begannen sie, die Dinge wieder in kleinere Haufen zu zerteilen, die sie nun aber gleich vor die einzelnen Zimmertüren stellten.

*

»Herr Arnold!« Rostocks Stimme hallte durch die Station. »Bitte, so geht das nicht mit dem Personal.« Er kam erbost einen Schritt auf mich zu und deutete dabei mit dem Zeigefinger in sein Zimmer hinein, dessen Türe weit offen stand. Wie immer, wenn er aus seinem Reich kam, war er sogar im Trubel der Arbeiten wie aus dem Ei gepellt, in einer dunklen Hose und mit grüner Militärskrawatte.

Nur seine Haare waren an den Schläfen zornig zerzaust. Es musste ihn etwas sehr aufgeregt haben.

Ich ging also hin und folgte ihm hinein. Die Maler hatten die Wände bereits fertig gestrichen und waren beim Zusammenpacken. Die Möbel standen in der Mitte zusammengerückt und rundherum fuhr einer der Arbeiter mit einem Hochdruckreiniger hin und her, um den Holzboden zu säubern. In dem Durcheinander dürfte er dabei an dem Bein eines halb hohen Schrankes hängen geblieben sein und hatte es seitlich aus der Führung gerissen. Das ganze Möbel stand schief und drohte umzukippen.

Mit beiden Händen drückte ich es gerade und klopfte mit meiner Schuhspitze den Möbelfuß wieder in die richtige Lage.

»So, bitte«, sagte ich vor Freude, rechtzeitig gekommen zu sein. »Ist ja nichts passiert.«

»Nichts passiert?!« Rostock klang entsetzt. »Das meinen Sie? Da, schauen Sie sich die Sauerei an …«

Der Schrank hatte eine größere Klappe, hinter der sich normalerweise eine Hausbar verbergen sollte – nicht so im Schrank von Rostock. Als er die Klappe öffnete, sah ich zum ersten Mal, was er dahinter hütete. Statt der Flaschen mit Spirituosen stand dort eine Schar Zinnsoldaten, normalerweise wahrscheinlich fein säuberlich aufgestellt, nun jedoch durcheinander und übereinanderliegend.

»Toll, was Sie da aufgebaut haben, ich wusste gar nicht, dass Sie solche Männchen sammeln.«

»Das sind keine Männchen, das ist eine strategische Variante des Novemberaufstandes von Rostock! Sehen Sie das denn nicht?« Er hob entsetzt die Hände gegen die Decke. »Und jetzt ist der gesamte Widerstand an den Flanken zusammengestürzt und Friedrich Franz von Mecklenburg ist gefallen!« Wütend schlug er die Klappe zu.

»Kommen Sie, Herr Weber«, sagte ich zu Rostock, bemüht, die Situation irgendwie zu beruhigen, »trinken wir einen Kaffee in der Küche, wie ich sehe, sind die Herrn mit Ihrem Zimmer ja bald fertig.«

»Aber vorher sollen sie noch diese grässliche Musik abstellen!«, ereiferte er sich. Die Arbeiter hatten einen tragbaren Ghettoblaster am Fensterbrett stehen, aus dem irgendeine Technonummer plärrte.

»Drehen Sie das bitte ab«, sagte ich zu dem Mann auf der Leiter und deutete auf das Radio. »Herr Weber hört hier herinnen nur klassische Musik.« Der verdrehte die Augen, stieg aber von der Leiter und schaltete es aus. Nun nickte Rostock, anscheinend wieder etwas besänftigt, und folgte mir zur Küche.

»Ich kann Ihnen dann gerne zur Hand gehen, um die Figuren wieder aufzustellen«, bot ich im Gehen meine Hilfe an.

»Unterstehen Sie sich, das verlangt nach einer kundigen Fachkraft. Haben Sie überhaupt gedient?«

*

»Du glaubst nicht, wie froh ich bin, wieder zu Hause zu sein«, sagte ich zu Sylvie am Abend und warf meine Jacke auf die Ablage im Vorzimmer.

»Waren die Menschen wieder böse zu dir?« Der Hohn in ihrer Stimme war nicht zu überhören.

»Ach, wenn ich mir betrachte, was so herumläuft, dann weiß ich oft nicht, ob die Richtigen bei uns im Krankenhaus sind.«

»Komm essen, sonst wird es ganz kalt.«

Es gab knusprige Ente vom Chinesen, eines meiner Lieblingsgerichte der Asiaküche.

»Was wirst du denn hier unternehmen?«, sagte sie zwischen Bambussprossen und Reis.

»Hier was?«

»Na, wegen unserer Fenster, ich meine, das braune Packpapier ist wirklich nicht attraktiv, und wenn es regnen sollte, haben wir den ganzen Salat herinnen.«

»Ja, ich weiß.« Also auch sie trieb mich in die Hände von Arbeitern. »Mach ich morgen früh gleich, heute hab ich niemand erreicht und dann musste ich ja fort. Ist wenigstens bei dir im Studio alles glattgegangen?«

»Ja, weil sie gar nicht da waren.«

»Aber in der Verständigung stand doch, dass sie beide Wohnungen gleichzeitig machen werden.«

»Es kam nur knapp vor vier einer der Arbeiter und meinte, heute nicht mehr.«

»Na super.«

*

Am nächsten Morgen erreichte ich endlich die Fensterfirma, wo mir eine mürrische Dame nur erklärte, die Partie hätte alles mit – keine genaueren Angaben, keine Entschuldigung, nichts. Ich lief durchs gesamte Haus und suchte den Partieführer.

»Der heute andere Baustelle«, antwortete mir einer auf meine Frage nach dem jungen Mann von gestern, der mir die Telefonnummer gegeben hatte.

»Und wer ist dann zuständig?«, wollte ich wissen.

»Können mit mir reden«, war die Antwort.

»Gut, also gestern passten die Fenster in Top acht nicht und in Top zwölf wurde gar nichts gemacht.«

Er kramte umständlich in der Brusttasche seiner Monteurschürze und fand schließlich einen zerknitterten Zettel.

»Wo sagen?«

»Zwölf und …«

»Zwölf heute ist dran.«

»Und acht?«

»Nix acht, zwölf.«

»Aber es fehlen auch noch die Fenster auf Nummer acht«, ich sprach langsam und betonte jedes Wort, da ich mir nicht sicher war, ob er mich auch verstand. »Ihre Dame im Büro hat gesagt, Sie hätten diese Fenster auch mit.«

»Nur Fenster zwölf und vierzehn, nix acht.«

»Was machen wir jetzt?«

»Weiß nicht, vielleicht machen acht später, wenn kommen noch welche Fenster Nachmittag.«

Er ließ mich stehen und ging nach oben. Zumindest würde Sylvies Arbeitsraum heute fertig. Ich wartete, aber es kamen keine Fenster mehr und nach ein Uhr Mittag war wieder niemand bei der Firma zu erreichen.

Zu allem Überdruss regnete es am Nachmittag noch, zwar nur kurz, aber es reichte, um das Packpapier aufzuweichen. In meiner Not tackerte ich ein Leintuch vors Fenster. Eines unserer relativ neuen Spannleintücher. Dementsprechend war Sylvies Laune, als sie am Abend herunterkam.

»Wenn du wenigstens nur nicht das grüne genommen hättest«, sagte sie frostig.

»Das war das einzige Stretch…«, verteidigte ich mich kleinlaut. Leider war das gute Stück in Sylvies erklärter Lieblingsfarbe zuoberst gelegen.

*

Am nächsten Tag ging es im Spital weiter. Sylvie hatte versprochen, die Sache zu Hause in die Hand zu nehmen. Damit hoffte sie, abgesehen von einigen kleinen Löchern, ihr Leintuch noch zu retten.

Die Adaption auf der Station ging eigentlich recht gut voran, die neue Teeküche war schon geliefert worden und auch die meisten Zimmer der Patienten waren fertig. Es schien so, als würde alles planmäßig fertig werden. Nur die Arbeiter waren wie Elefanten im Porzellanladen. Nicht, dass sie besonders unfreundlich zu unseren Leuten gewesen wären oder die Kranken bewusst provoziert hätten, aber schon die ganz gewöhnliche Gedankenlosigkeit war oft zu viel für die fragilen Verhältnisse unseres alltäglichen Miteinanders.

So eine Gedankenlosigkeit gipfelte dann auch am Nachmittag in einem Vorfall, der typisch für die ganze Woche war. Um ihn zu verstehen, muss man Leopold kennen.

Leopold war einer unserer älteren stationären Patienten, der ganz hinten als Letzter im Gang wohnte und einfach da war. Er bekam sein Essen meistens im Zimmer, das er nur selten verließ, wenn nicht gerade seine Therapie anstand. Mir war er, außer gelegentlichen akustischen Ausrutschern, bisher nie besonders aufgefallen.

Laut Unterlagen litt er hauptsächlich unter Koprolalie, so bezeichnet die Fachwelt Menschen mit krankhafter Neigung, plötzlich vulgäre und obszöne Ausdrücke hinauszuschleudern. Verstärkt wurde diese Störung dadurch, dass er absolut keine Menschen mochte und sich ständig von allen angegriffen fühlte. Manche Besucher reagierten verunsichert auf seine unerwarteten Ausbrüche, hatte man sich aber daran gewöhnt, fielen sie einem nicht mehr sonderlich auf. Unabhängig davon sprach Leopold fast nie, und nachdem er auch nur mehr eine entfernte Cousine hatte, die ihn jedoch fast nie besuchen kam, wussten wir sehr wenig über ihn.

So ahnte ich auch nicht, dass Leopold einmal einen Hund gehabt hatte, den er über alles liebte und der – kurz vor seiner Einweisung zu uns auf die Station – eingeschläfert werden musste. Bestimmt hatte das einen zusätzlichen Zorn auf die Menschen und sein eigenes Leben ausgelöst und die Krankheit verstärkt. Neben den therapeutischen Maßnahmen erhielt er auch ziemlich starke Medikamente, die ihn beruhigen und sein Leben erträglicher machen sollten.

Als ich gerade Kaffee austeilen wollte, drang lautes Schreien aus Leopolds Zimmer. Wie eine Gewehrsalve und mit beinahe kreischender Stimme hallten die unflätigsten Ausdrücke durch den Flur. So hatte ich ihn noch nie gehört. Als ich den Gang hinunterlief, um zu sehen, was los sei, liefen mir die beiden Arbeiter in die Arme, die gerade bei ihm ausgemalt hatten. Dahinter kam Leopold, diesmal nicht nur mit ordinären Ausdrücken, die stoßweise förmlich aus ihm herausbrachen, sondern auch mit geballten Fäusten. Alle liefen zusammen – Oberschwester Hilde, Melanie, die mit mir Dienst hatte, und einer unserer Oberärzte. Wir hatten Mühe, Leopold aufzuhalten, sich wie rasend auf die Arbeiter zu stürzen, und ihn in seine Unterkunft zurückzubringen.

*

Eine Stunde später machten die Handwerker bereits Feierabend. Es war ruhig auf der Station und auch Leopold hatte sich nach einer Spritze beruhigt. Ich ging zu seiner Türe, sie stand angelehnt, und schaute vorsichtig durch den Spalt. Leopold saß auf seinem Bett, hielt seine dunkelgrüne, abgeschabte Decke auf den Knien und redete mit Melanie. Sie war seine Vertrauensperson, saß daneben und hielt seine Hand.

»Geht es ihm wieder besser?«, fragte ich sie, nachdem sie wieder im Dienstzimmer war.

»Ja, aber ich kann ihn verstehen, dass er sich so aufgeregt hat.«

Wir redeten üblicherweise nicht über das, was uns die Patienten anvertrauten, nur diesmal wollte Melanie es mir einfach sagen. Leopold hatte ihr gerade die Geschichte von seinem Hund anvertraut, von der auch sie bisher nichts ahnte. Und die grüne Decke, die er ständig bei sich trug, war früher seine Hundedecke gewesen. Während er auf der Toilette war, begannen die Arbeiter in seinem Zimmer auszumalen. Wie er zurückkam, waren nicht nur fremde Leute in seinem Zimmer, ohne ihn vorher zu fragen, sondern sie hatten auch die geliebte Decke mit Farbe bekleckert.

»Also verstehe ich gut, dass er ausgerastet ist«, schloss Melanie. »Die Handwerker machten das ja nicht mit Absicht, aber besonders achtsam waren sie auch nicht.«

Ein Gutes hatte der Vorfall aber ausgelöst, die Handwerker arbeiteten die beiden restlichen Tage wie am Schnürchen, fragten beinahe höflich, wenn sie wo hineinwollten, und lärmten auch deutlich weniger. Kurzum, der Schock saß anscheinend so tief, dass sie alles taten, um nicht mehr unangenehm aufzufallen.

Zu Hause hatten wir nach fast einer Woche noch immer keine Fenster in der Wohnung und mittlerweile war auch Sylvies grünes Leintuch nicht mehr zu retten. Als ich dann einen Mann mit sportlichem Anzug im Stiegenhaus zwischen den Geschossen hin und her gehen sah, der offenbar die Arbeiten der Leute kontrollierte, erinnerte ich mich an den Vorfall im Krankenhaus. Spontan dachte ich, es wäre doch einen Versuch wert, ob die Sache auch hier funktionierte. Schnell kramte ich im Kopf alles zusammen, was ich so sagen wollte, vor allem auch welche Worte angebracht wären. Leopolds Schimpflexikon konnte ich nicht zur Gänze übernehmen, um nicht eine sofortige Klage wegen Ehrenbeleidigung zu riskieren. Das Herz pochte mir bis zum Hals, als der im Sportanzug mit zweien seiner Männer vor unserer Türe vorbeikam und ich sie aufriss.

»Na endlich, dass sich hier einmal ein Verantwortlicher blicken lässt, wurde aber auch schon Zeit bei dem sagenhaften Sauhaufen, sagen Sie, wie kommt man eigentlich dazu …«

So begann ich furchtlos meinen Angriff. Als ich sah, dass die Männer ob meines Tons fast verschreckt zurückwichen, öffneten sich die Schleusen meiner schlechten Laune über die fensterlose Woche. Mir kam es vor, als würde meine Stimme mit jedem Satz lauter und fester. Interessant, dachte ich, während ich mich weiter aufregte, wie gut das tut.

»Ich veranlasse das sofort«, war der einzige Satz, den der Chef im Sportanzug erwiderte, als ich mit meiner zornigen Ansprache zu Ende war, dann verzogen sich die drei mit einem ausgesucht höflichen Gruß in ein anderes Stockwerk.

Noch am gleichen Tag kamen die Fenster mit insgesamt vier Mann und wurden auf der Stelle eingebaut. Sylvie war glücklich, das grüne Leintuch wurde von der Fensterfirma ersetzt und ich fühlte mich so richtig erwachsen.

Als ich Tage später – die Fenstermacher arbeiteten jetzt im vorderen Trakt des Hauses – an den Arbeitern vorbeiging, hörte ich, wie einer zu seinem Kollegen leise sagte: »Host den g'segn? Des is da Narrische von da Tür Nummera ochte!«

Ach, wie gut das tat. Wie doch ein »Sie können mich mal …« im richtigen Augenblick die Dinge schlagartig regeln konnte. Im Stillen bedankte ich mich bei Leopold und der Schimpfzwang gehörte hinfort zu meinen Lieblingsstörungen.

16

Die Wahrsagerin von der Ergotherapie

Frau Koppmann kam mit dem Sommer, und zwar genau am 21. Juni. An das erinnere ich mich deshalb so genau, weil sie bei ihrer Einlieferung sagte: »Heute fängt der Sommer an und ich habe geglaubt, den könnte ich mir schon ersparen.«

Sie hatte einen Selbstmordversuch hinter sich, einen Grund dafür hat sie uns von sich aus nie verraten. Nicht einmal Sebastian, der ihr Arzt war und sie durch die Therapien begleitete, bekam Genaueres aus ihr heraus. Eine Nachbarin fand sie, vollgepumpt mit Schlaftabletten, und da sie nur einen Sohn hatte, der sich nicht um sie kümmerte, nahmen wir sie auf der Station dauerhaft auf.

Sie hieß Waltraud mit Vornamen, war ruhig, unauffällig und sehr höflich. Leider war sie auch sehr schwer von Begriff. Manche Dinge musste man ihr wirklich täglich sagen, sie wiederholte das Gesagte dann immer laut und nickte dazu, vergaß es aber sofort wieder. Erst nach Wochen hatte sie sich halbwegs eingelebt. Immer wieder fragte sie, ob Post für sie da sei oder ob jemand nach ihr gefragt hätte, aber nichts dergleichen und Besuche für sie kamen ebenfalls nie.

Es war ein sehr warmer Julitag, das Mittagessen war gerade vorbei, ich saß müde im Dienstzimmer vor einer Zeitung. In Wirklichkeit las ich jedoch nicht den Artikel, der vor meinen Augen zu einer unscharfen Suppe verschwamm, sondern döste mit offenen Augen vor mich hin. Die Tür zum Gang stand offen, damit die Luft ein wenig zirkulieren konnte, und es war still auf der Station. Nur aus dem Zimmer von Rostock drang gedämpft eine Aufnahme eines

Klavierstückes, das ganz gut zu der frühsommerlichen Hitze passte und meine Müdigkeit angenehm untermalte.

Ich hörte die große Eingangstüre aufgehen und zufallen und dachte, eine unserer Schwestern wäre von einer Besorgung gekommen. Gleich darauf pochte jemand an meine offene Türe.

»Hallo?« Mühsam hob ich den Kopf. Vor mir stand eine seltsam dünne männliche Gestalt mit verspiegelter Sonnenbrille, ausgewaschenen Jeans mit hellen Rissen und einem kurzen T-Shirt, das den Nabel freiließ. Das Bemerkenswerteste jedoch war der Kopf, denn unter einer braun gebrannten Glatze, die mit einigen Tattoos verziert war, begann ein scharf angeschnittener, schütterer Vollbart in Rotblond.

»Ja?«

»Sind S' eventuell ein Pfleger?«, kam in breitem Dialekt mit dem sichtlichen Bemühen nach einer korrekten Aussprache.

»Ja, bitte?«

Pause, die Gestalt zog die Spiegelbrille tiefer und sah mich über den Rand mit fischigen Augen an.

»Warum sperrn Sie's denn weg?«

»Was sperren wir weg?« War es die Erscheinung oder die Temperatur, jedenfalls war ich ziemlich verwirrt. So wie der Mann aussah, dachte ich, er sei ein Neuer vom Pflegedienst und suche irgendwelche Putzutensilien. »Was suchen Sie denn?«

»Na d'Mutter!«, sagte er nun einen Ton forscher und deutete mit dem Kopf hinaus auf den Gang.

»Wir sperren hier niemanden weg«, sagte ich nun auch ein wenig deutlicher. »Und Mütter schon gar nicht.« Ich faltete die Zeitung zusammen, stand auf und ging auf den Mann zu. Je näher ich kam, desto größer wurde er. Wahnsinn, dachte ich, spindeldürr, aber sicher an die zwei Meter groß. Ich ging ihm gerade mal bis unters Kinn.

»Sie glauben echt, das können S' mit mir machen, weil ich grad entlass'n wurd'?« Er nahm die Brille ab und funkelte mich an. Sicherheitshalber wich ich einen Schritt zurück. »Nur weil ich aus'm Häfen … also aus'm Gefängnis komm, bin ich noch lang nicht blöd! Weiß genau, wie's da bei euch lauft – drüberfahrn über d'Menschen und fertig!«

»Ich bitte Sie«, sagte ich und brachte den schützenden Tisch wieder zwischen ihn und mich. »Um wen handelt es sich denn überhaupt?«

»Na um d'Mutter.«

»Ja, aber wie heißt sie denn?«

»Koppmann Traudl. Ich will zu ihr.« Das war also Waltrauds Sohn und nun war auch klar, warum er sie noch nie besucht hatte.

»Sie müssen zuerst mit dem behandelnden Arzt sprechen«, meinte ich und bot ihm einen Stuhl an. In den wenigen Minuten, während ich Sebastian verständigte und dieser zu uns kam, öffneten sich die Schleusen. Gustl, so hieß er, erzählte mir ungefragt, dass er wegen Hehlerei gesessen und nun auf Bewährung freigekommen war. Er logierte bei seiner Freundin in einer Gemeindewohnung und würde seine Mutter jetzt zu sich holen. Na großartig, dachte ich, in die Hände des verlorenen Sohns – die Arme.

Nach einer kurzen Unterredung gab ihm Sebastian die Erlaubnis, seine Mutter kurz zu sehen, und wir führten ihn zum Zimmer von Waltraud. Bereits nach einigen Momenten kam es drinnen jedoch zu einem Wortgefecht. Sebastian und ich waren sicherheitshalber vor der Türe stehen geblieben und gingen jetzt sofort ins Zimmer hinein.

»Des is net g'sogt, das i des aufgib, Mutter, weil, bei mia host das sicher besser«, rief Gustl gerade durch den Raum, nun nicht mehr um eine bessere Ausdrucksweise bemüht.

»Lass mich bitte, lass mich einfach in Ruh'«, sagte sie verzweifelt und begann zu weinen.

»Gehen Sie bitte, Sie regen die Patientin auf, sonst muss ich den Sicherheitsdienst verständigen«, sagte Sebastian laut dazwischen.

»Nix, i hol sie do ausse!«

Im Gang war noch ein Kollege von mir aufgetaucht und zum Glück trottete auch Alex heran, der ebenso groß war wie Waltrauds Sohn, aber mindestens dreimal so breit. Vor diesem Auflauf wich Gustl dann doch zurück und entfernte sich endlich. Er würde sich schon zu wehren wissen, wenn wir seine arme Mutter hier gefangen hielten, sagte er noch wütend und schmiss die Stationstüre zu, dass die Scheiben zitterten.

»Sie werden mich doch nicht hergeben?« Waltraud drückte mutlos Sebastians Hand. »Ich will nicht zu ihm, er macht mir nur Sorgen.«

»Keine Angst«, beruhigte sie dieser, »Sie bleiben bei uns, da werden wir uns schon wehren.«

»Ich bin ihm ja vollkommen egal.« Waltraud schnäuzte sich und wischte ihre Tränen fort, »er will doch nur meine Rente einziehen für seine krummen Geschäfte. Und er hat immer Geldprobleme, immer!«

»Jetzt beruhigen Sie sich. Soll ich Ihnen was geben?«, bot ihr Sebastian an.

»Nein danke, es geht schon wieder.«

*

Frau Sachs, die schon einige Zeit bei uns wohnte, war da aus anderem Holz geschnitzt und das genaue Gegenteil von Waltraud. Sie war Manikerin – manchmal fröhlich, manchmal aufbrausend, eigentlich stets gut aufgelegt und immer laut. Britta, eigentlich hieß sie Brigitte, war überdies Rollstuhlfahrerin, bestand aber trotzdem darauf, alles selbst zu machen. Manchmal, wenn sie uns zu agil wurde, drohten wir ihr damit, ihr die Batterien aus dem Rollstuhl zu nehmen, was sie dann mit ihrem dröhnenden Lachen quittierte.

Umso erstaunlicher war es, dass die beiden unterschiedlichen Damen eine Gesprächsbasis fanden, ja sich sogar richtig anfreundeten. Waltraud und Britta schienen eine Zeit lang wirklich unzertrennlich zu sein. Sie kamen gemeinsam zum Essen, lösten endlos Kreuzworträtsel und machten lange Spaziergänge im Garten, die meistens mit leeren Batterien in Brittas Rollstuhl endeten. Für Sebastian und mich machte es den Eindruck, als würde Waltraud einen richtigen Lebensschub durch Britta bekommen. Gelegentlich lachte sie sogar, auf eine bezaubernde, mädchenhafte Art.

Eines Tages ging diese Freundschaft jedoch abrupt zu Ende. Schuld daran war eine Meinungsverschiedenheit über Valerie, die Wahrsagerin aus der Ergotherapie.

Valerie war eine Patientin auf einer Station für schwerere Fälle mit der Ausrichtung auf Schizophrenie. Auch Valerie litt unter dieser Krankheit. Wenn es ihr jedoch besser ging und ihr Zustand stabil war, durfte sie an der Ergotherapie teilnehmen.

Sie war eine ältere Dame mit langen schwarzen Haaren, die von einer goldenen Spange zusammengehalten wurden. Vor ihrer Krankheit hatte sie beim Zirkus gearbeitet. Nicht in der Manege, sondern sie war Mädchen für alles gewesen. Da sie gerne Karten legte, bekam sie zwischen den Zirkuswagen ein kleines Extrazelt, wo sie vor den Vorstellungen und in der Pause als Wahrsagerin verkauft wurde. Ihren Erzählungen zufolge wurde sie binnen kurzer Zeit »grandios populär« und aus ihrer Sicht gesehen überlebte der Zirkus überhaupt nur durch den immensen Zulauf, den sie auslöste. Der vorhergehenden Beschäftigung zufolge war sie auch stets etwas zu stark geschminkt und trug einen breiten Armreifen. Schmuck war im Krankenhaus zwar weder üblich noch gerne gesehen, man ließ ihr aber diese Freiheit als ein wichtiges Stück ihrer Identität.

Und wann immer sie in der Ergotherapie war, setzte sie sich nach ihren Übungen in eine Ecke, breitete Tarot-Karten aus und begann, vor sich hin zu murmeln. Oft kamen dann andere Patienten und fragten sie etwas, worauf sich das Gemurmel verstärkte und seltsame Botschaften über Valeries Lippen kamen. Eines ihrer Opfer war Waltraud, die gerne mehr über ihren Sohn erfahren wollte, ob er die Zeit als Hehler hinter sich lassen würde und wie es mit ihr selbst weitergehen würde.

*

»So ein hirnrissiger Blödsinn«, donnerte Britta, dass ihr Rollstuhl beim Mittagstisch förmlich einen Satz nach hinten machte. »Du wirst das doch nicht glauben, was die sagt?«

»Aber sie hat mir einige Sachen aus meiner Kindheit gesagt, die sonst niemand weiß«, beharrte Waltraud auf der Qualität von Valeries Aussagen.

»Und was, bitte?«

»Das mit einer Krankheit, zum Beispiel, ich möchte darüber jetzt nicht im Detail reden.«

»Wahrscheinlich hat sie dir tief in die Augen gesehen und gedacht, die hat sicher Feuchtblattern gehabt. Lächerlich!«

»Um so was ist es nicht gegangen, das waren schon ärgere Sachen, die nicht jeder hat.«

»Ja, Mumps vielleicht. Geh, hör bitte auf mit dem Schwachsinn.«

»Und dann das mit der Mutter …«

»Was war mit der wieder?«

»Na, dass sie gestorben ist.«

»Das ist meine auch, jetzt lass es gut sein.«

Es ging noch eine Weile hin und her, Waltraud wurde auf ihre stille Art sehr bockig und beharrte auf ihrem Erlebnis. Britta, die versuchte, ihr das auszureden, kam immer mehr in Schwung und wurde – wie es bei Manikern oft geschieht – aggressiv verbissen in ihrem Wunsch, Waltraud zu überzeugen, dass Valerie ein Scharlatan wäre.

»Das ist mir jetzt zu blöd, glaub doch, was du willst, aber wir zwei reden erst wieder, wenn du zur Vernunft gekommen bist.« Sie betätigte den Hebel auf ihrem Rollstuhl und zischte den Gang hinunter zu ihrem Zimmer. »Die Lust am Essen hast du mir sowieso verdorben.«

»Aber wenn es doch wahr ist«, sagte Waltraud nun Hilfe suchend zu mir, »Sie glauben mir doch, Herr Arnold?«

»Na ja, man weiß nie, was an solchen Sachen dran ist«, versuchte ich, einem weiteren Gespräch auszuweichen.

»Sie hat auch furchtbare Sachen gesagt.«

»Ach so?«

»Ja, dass sich ein Verwandter von mir nie bessern wird und dass ich ihm bald sehr nahe sein werde. Da kann sie doch nur meinen Sohn gemeint haben, einen anderen Verwandten hab ich ja nicht mehr. Aber ich möcht nicht in seine Nähe.«

»Das wird auch nicht passieren, jetzt machen Sie sich einmal keine Gedanken.«

Ich glaube kein Wort von einer Wahrsagerin, von einer Patientin schon gar nicht, trotzdem war meine Neugierde entfacht. Ich wusste, dass die Ergotherapie an diesem Tag auch am Nachmittag eine Gruppenstunde hatte, entschuldigte mich bei Oberschwester Hilde wegen einer Besorgung und huschte hinüber zum Nebenpavillon. Ich wollte mir die Dame, die ich bisher nur vom Vorbeigehen kannte, einmal genauer ansehen – falls sie da war.

Sie war. Valerie saß in ihrer Ecke und beschäftigte sich mit einer Bastelei. Daneben hatte sie die Karten liegen, aus denen sie in unregelmäßigen Abständen eine einzelne Karte herauszog, umdrehte und betrachtete. Dazu machte sie entweder ein entsetztes Gesicht oder sie wiegte mit dem Anflug eines Lächelns den Kopf.

Ich schaute ihr eine Weile durchs offene Fenster zu. Mit einem Mal drehte sie sich zu mir um, schnappte mit einem festen Griff die Karten und kam zum Fenster. Ich wollte weitergehen, aber es war schon zu spät.

»Junger Mann, lassen Sie mich in Ihre Augen sehen.«

Sie hatte nicht die erwarteten dunklen Wahrsagerinnenaugen, sondern ganz normale mittelbraune. Auch ihr Blick war eher freundlich statt durchdringend, aber auf eine bestimmte Art faszinierte er mich. Ich blieb also stehen und sah sie an.

»Sie sind ein glücklicher Mensch«, sagte sie und berührte meine Hand. Die Stimme wurde kryptisch. »Ein großes Ereignis steht Ihnen bevor.«

Typisch, dachte ich, natürlich der alte Trick. Trotzdem konnte ich mich nicht gegen mein starkes Interesse wehren, mehr darüber zu erfahren.

»Und wann wäre das?«

»So eine Frage stellt man dem Leben nicht, junger Mann, die Dinge geschehen, wann sie geschehen müssen, wann die Zeit dafür reif ist.« Sie lächelte und zog Karten aus einer Rocktasche. »Aber ich kann Ihnen helfen, die Zeichen zu entdecken, wie sich alles ankündigen wird …«

Damit hatte sie mich. Ich setzte mich außen aufs Fensterbrett und war froh, dass der Therapeut gerade mit zwei anderen Patienten beschäftigt war und nicht bemerkte, was Valerie am Fenster tat.

»Also«, fuhr sie mit leiserer und geheimnisvoller Stimme fort. »Ich sehe viel Glück in Ihrem Leben. Sie arbeiten mit Menschen – eine gute Wahl haben Sie da getroffen, denn sie passt zu Ihnen. Und da ist auch ein Haus und eine Frau, die steht Ihnen sehr nahe.«

Das wäre auch nicht schwer zu raten gewesen, dachte ich, nachdem ich meinen Arbeitsmantel anhatte und meinen Ehering trug.

»Oh, da sehen Sie, der Mond im Blau des Himmels!«, rief sie freudig bei der nächsten Karte aus. »Direkt über der Ihren.«

»Der Mond? Der bedeutet was?«

»Valerie, kommen Sie bitte zurück an Ihren Platz«, kam nun die sehr bestimmte Stimme des Therapeuten, der sich dem Fenster näherte. Ich kannte ihn gut, da er auch mit vielen unserer Patienten arbeitete. Er war bekannt dafür, dass er Störungen nicht duldete.

Valerie fuhr mit einem geübten Griff über die Karten und ließ sie wieder in der Tasche ihres Rocks verschwinden.

»Der Mond bringt Verborgenes ans Licht …«, flüsterte sie noch, bevor sie sich von mir abwendete und zurück zu ihrem Platz huschte.

»Bitte stören Sie unsere Leute nicht«, sagte der Therapeut, beugte sich aus dem Fenster, schaute mich dann überrascht an. »Ja, Arnold, du bist es, ich hab gedacht, ein Besucher wäre es. Brauchst du was?«

»Nein, ich wollte nur einmal nachschauen, da sich zwei von unseren Damen wegen der Valerie in die Haare bekommen haben.«

»Ach, hat sie wahrscheinlich wieder wahrgesagt und jemandem einen Floh ins Ohr gesetzt.« Es war eine Feststellung und keine Frage, das dürfte also öfter vorkommen.

»Ja, genau«, bestätigte ich.

»Sie kann das nicht lassen und die Leute glauben den Humbug auch noch. Also tschüss …« Er drehte sich um und ging wieder zu seinen Schützlingen. Als er an Valeries Platz vorbeikam, schüttelte er den Kopf. Ich wischte meine Gedanken weg und ging ebenfalls auf die Station zurück. Lächerlich, dachte ich über mich, dass ich mich überhaupt auf Valeries Gequatsche eingelassen hatte.

*

Das, was mich dann ein paar Tage später zu Hause erwartete, traf mich allerdings wie ein Bumerang. Es war ein verregneter, schwüler Tag und ich kam abends müde vom Dienst in die Wohnung zurück. Zunächst wunderte ich mich schon, als ich aufsperrte, denn es klangen mir die Textzeilen von Sylvies Lieblingssong entgegen – Was wir alleine nicht schaffen von Xavier Naidoo – und im Wohnzimmer war das Licht gedämpft und auf der Kommode standen Teelichter. Aus der Küche drang noch dazu ein herrlicher Duft von Gebratenem.

Was ist jetzt los, dachte ich, hatte ich den Jahrestag vergessen, unseren Hochzeitstag oder Sylvies Geburtstag? Ich ging alle Anlässe durch, fand aber nichts, was irgendwie zum Tag passen könnte. Da schwebte auch schon Sylvie herein.

»Hi, Schatz«, säuselte sie liebevoll und drückte sich an mich.

»He, toll sieht es hier aus, was ist denn los?«, versuchte ich den Anlass herauszubekommen. »Hab ich was vergessen?«

»Nein …« Es klang geheimnisvoll. Sie drückte mich auf einen Stuhl, legte ihre Arme von hinten um mich.

»Und gekocht hast du auch was ganz Feines?« Irgendwie fühlte ich mich verunsichert.

»Ja«, flüsterte sie und küsste mich innig aufs Ohr. »Davor gibt es aber noch eine Vorspeise …« Sie drückte mir etwas in die Hand, ein weißes Stäbchen. Als ich es nahm und anschaute, überkam mich ein unwahrscheinliches Gefühl – es war ein Schwangerschaftstest und in der Mitte war ein großer himmelblauer Punkt.

»Hallo, Papi«, sagte sie zärtlich. Ich drehte mich um, zog sie zu mir und war unfähig, ein Wort zu sagen.

*

Die Teelichter waren heruntergebrannt, die Reste des herrlichen Bratens lagen noch auf den Tellern und wir lagen eng umschlungen im Bett. Sylvie schlief selig in meinen Armen, es war einer der schönsten, nein, der schönste Abend meines Lebens gewesen. Mein Gott, dachte ich, Vater! War ich dieser Rolle überhaupt gewachsen?

Mein Blick fiel auf den Schwangerschaftstest, der am Nachtkästchen lag. Der Punkt in der Mitte sah aus wie ein kleiner Mond. Wie ein Blitz durchzuckte es mich – was hatte Valerie vor einigen Tagen gesagt? Der Mond im Blau des Himmels bringt Verborgenes ans Tageslicht?

Hier war der Mond und er hatte das Blau des Himmels. Wahnsinn, sollte sie wirklich etwas gesehen oder geahnt haben? Ob es so war oder nicht, war mir im Moment aber gleichgültig.

Ich war einfach nur glücklich.

*

Natürlich feierten wir das auch groß auf der Station. Ich hatte eine Flasche Sekt mitgenommen und wir stießen auf den neuen Erdenbürger oder die -bürgerin an. Von allen Seiten wurde ich getätschelt und mit Worten voll Glückwünschen und dem Aufruf nach Stärke für die Vaterschaft überschüttet.

Die Geschichte mit Valerie, unserer Wahrsagerin aus der Ergotherapie, habe ich für mich behalten. Trotzdem spürte ich ab nun eine unbestimmte Verbindung zu unserer Patientin Waltraud Koppmann, immerhin teilten wir uns dieselbe Wahrsagerin, auch wenn Waltraud davon keine Ahnung hatte.

Für sie lief es in weiterer Folge leider nicht so toll. Zuerst kam die Lebensgefährtin ihres furchtbaren Sohnes Gustl auf die Station, die auch nicht gerade einen Eindruck machte, der unser Vertrauen erweckte. Sie war von Gustl mit dem absurden Ansinnen geschickt worden, ob sie bei uns arbeiten könne, denn er wolle zumindest eine Vertrauensperson in der Nähe seiner Mutter haben. Wir konnten das nur verneinen.

Einige Wochen später kam dann der Brief von Waltrauds Sachwalter, dass entschieden worden war, sie vorerst wieder in die Obhut ihres Sohnes als nächsten Angehörigen zu überstellen und nur mehr ambulant in der Tagestherapie zu betreuen. Es war ein trauriger Abschied, denn mittlerweile war sie ein beliebtes Mitglied in unserer kleinen Gemeinschaft und jeder wusste, was ihr bevorstehen würde.

»Es macht nichts, machen Sie sich keine Kopfzerbrechen«, sagte sie noch zu Sebastian, der betreten danebenstand. »Ich weiß, Sie haben sicher alles versucht. Aber da kann man halt nichts machen, das Leben ist eben kein Spaß.«

»Na, zumindest sind Sie tagsüber bei uns«, beeilte er sich noch zu sagen und versuchte, sein damaliges Versprechen, sie würde bei uns bleiben, einigermaßen zu rechtfertigen.

Auch im Falle von Waltraud hatte Valerie also anscheinend das Richtige gesagt oder erraten. Ich beschloss daher, es bei der einen *Konsultation* zu belassen, dem Schicksal zu vertrauen und es gar nicht mehr so genau wissen zu wollen.

17

Therapie mit Lift

Man glaubt gar nicht, wie langsam die Zeit vergeht, wenn man auf etwas wartet. Normalerweise rennen die Tage nur so dahin, nun, wo Sylvie schwanger war und wir auf die Ankunft unseres Kindes warteten, schlichen sie im Zeitlupentempo. Neun Monate, also eigentlich nur acht, denn ich hatte es erst in der vierten Woche erfahren, trotzdem: Wie sollte ich das aushalten?

Zumindest stellte sich beim Ultraschall schon nach kurzer Zeit heraus, worauf wir sehr gespannt harrten – es war ein Mädchen. So gingen die Wochen dahin, Sylvie wurde langsam dicker und ich nervöser. Wenn nur alles gut gehen würde. Ich fand es fabelhaft, woher sie ihre Ruhe nahm.

»Du wirst sehen, wir machen das schon«, wurde zu ihrem Standardsatz. Frauen sind da wahrscheinlich unerschütterlich, wenn es um Kinder geht.

Zum Glück lief auf der Station alles ruhig, denn zusätzliche Aufregungen konnte ich nicht gebrauchen. Doch manchmal trügt der Schein, denn dann kam dieser bewusste Dienstag im November. Herr Braunsteiner hatte Geburtstag, nichts Ungewöhnliches, da wir ja alle jedes Jahr einen haben. Nur dieser war für ihn etwas Besonderes – Braunsteiner wurde fünfzig, war also nun ein halbes Jahrhundert alt.

Oberschwester Hilde hatte für ihren Franzl natürlich eine kleine Feier organisiert, an der einige Patienten und wir vom Pflegeteam teilnahmen. Braunsteiner war sehr gerührt und meinte, dies sei nun ein entscheidender Einschnitt in seinem Leben. Er erzählte uns die Geschichte vom fünfzigsten Geburtstag seines Vaters, an den er sich noch gut erinnere. Damals hatte er es nicht für möglich gehalten, dass jemand so alt werden könne, und heute war er es selbst. Er habe deshalb beschlossen, sich nun endlich seinen Ängsten zu stellen und sich von diesen nicht weiter das Leben schwer machen zu lassen. Wir nickten zustimmend und applaudierten höflich. Niemand nahm diese Ansage wirklich für bare Münze, denn Braunsteiner war seit mehreren Jahren als Tagespatient wegen seiner Klaustrophobie und vor allem seiner Angst vor Dunkelheit bei uns in Behandlung.

»Sehr lobenswert, Franz«, meinte auch Hildchen freudig und überreichte ihm ein schmales Päckchen, eingewickelt in rot-grün gestreiftes Geschenkpapier. »Und diese Kleinigkeit soll dir dabei helfen.«

Braunsteiner bedankte sich höflich und öffnete das Paket. Es war ein Buch, die Einführung in NLP von Richard Bandler.

»Das ist ein Buch über neue, spannende Methoden, wie man mit seinen Ängsten fertig wird. Da stehen viele nützliche Dinge drinnen, Franz, die dir sicher helfen, einiges zu verstehen«, sagte Hilde dazu.

»Danke, da bin ich schon gespannt und werde es genau studieren«, freute sich Braunsteiner und schlug das Buch wieder ins Geschenkpapier ein.

»Ob das das Richtige ist?«, raunte mir Melanie zu.

»Ich glaube, es ist ungefährlich, denn er wird's sowieso nicht lesen«, gab ich ebenso zurück. Ich sollte mich täuschen.

Diese Vorgeschichte der Ereignisse klingt recht harmlos und niemand hätte gedacht, was ein so einfaches Geschenk wie ein Buch für eine Folge haben kann. Aber wie sagt man so schön – kleine Ursache, große Wirkung.

Dazu muss man vorausschicken, dass Neuro-Linguistisches Programmieren, kurz NLP, als Technik in der Kommunikation entwickelt wurde, mittels der man Verhaltensmuster ändern kann. Wissenschaftlich zwar nicht anerkannt, kann es unter gewissen Rahmenbedingungen dennoch für Menschen mit Ängsten oder Störungen wirksam sein. Vor allem werden hier auch Methoden beschrieben, wie man die Therapie bei sich selbst anwendet.

Vielleicht war es ein Fehler von Hilde gewesen, die Braunsteiner das Buch sicherlich in der besten Absicht geschenkt hatte, oder es kam nur zum falschen Zeitpunkt. Jedenfalls hat er es gelesen und beschlossen, einen radikalen Selbstversuch gegen seine Phobien zu starten.

Wir erfuhren davon über den Anruf einer Mitarbeiterin der großen Versicherung, bei der Braunsteiner gelegentlich im Archiv aushalf. Sie kümmerte sich um ihn während seiner Tätigkeit und sorgte dafür, dass er danach wieder ordnungsgemäß heim in seine Wohngemeinschaft kam.

»Es geht um Herrn Braunsteiner, ich wollte Sie nur informieren, dass er heute den Fahrtendienst zurück in seine Wohnung nicht genommen hat«, tönte die Stimme der jungen Dame besorgt aus Hildes Telefon.

»Ja, aber warum denn?«, fragte Hilde.

»Ich weiß nicht so genau, er hat nur gemeint, er brauche heute keinen Transport, denn er müsse noch in unsere Hauptanstalt hinein und jetzt einmal mit dem Paternoster fahren.«

»Waaas?!« Hilde wurde bleich.

Die Zentrale der Firma ist im Ringturm, einem alten Wiener Hochhaus, untergebracht, wo noch einer der letzten Paternoster in Betrieb ist. Das sind diese rundum laufenden Aufzüge mit Kabinen ohne Türen, die unablässig langsam auf und ab fahren. Im Uhrzeigersinn geht es links hinauf und rechts hinunter.

»Ja«, sagte das Mädchen von der Versicherung, »er hat mir da von einem Buch erzählt, das er gerade liest, und dass er was ausprobieren muss, das ihm hilft.«

»Wie lange ist er schon weg?«

»Er ist gerade eben weg.«

»Arnold! Melanie!« Hildes Ruf hallte durch die Station.

»Ja?«, fragten wir verwundert, denn wir standen in der Teeküche gleich nebenan.

»Sie, Melanie, halten bitte die Stellung hier. Und Arnold, wir flitzen jetzt sofort zum Ringturm, der Franz Braunsteiner ist gerade von seiner Arbeit weg und auf dem Weg dorthin und will mit dem Lift fahren, mit dem Paternoster. Stellen Sie sich das vor!«

Diese Ansage und Hildes Gesichtsausdruck brachten mich tatsächlich sofort in die Gänge. Während ich in meinen Mantel schlüpfte und neben Hilde die Stiegen hinunter zum Auto lief, erzählte sie mir in ihrer Aufregung mehrmals von dem Telefonat. Im Auto saß sie dann die ganze Zeit über neben mir und murmelte vor sich hin. »Ich hoffe, wir kommen noch rechtzeitig, das blöde NLP-Buch, was hab ich mir dabei nur gedacht, ihm so etwas zu schenken ...« und Ähnliches. Sie war wirklich ziemlich verstört.

Nach einer Höllenfahrt und gefühlten vierzig Strafmandaten kamen wir praktisch gleichzeitig mit Herrn Braunsteiner beim Ringturm an.

Leider hatte er einen winzigen Vorsprung, das heißt, als wir durch die Türe in die Halle stürmten, stand er gerade vor dem Einstieg des Paternosters. Er sah uns kommen und hob sofort abwehrend die Hand.

»Nein, lasst mich«, sagte er euphorisch, zitterte aber dabei stark mit seinen Händen. »Ich muss das jetzt versuchen, ich muss mich befreien. Es geht, ich hab's in dem Buch gelesen.«

Hilde wollte noch etwas sagen, als sie aber einen Schritt auf ihn zuging, fasste er sich ein Herz und den Griff der gerade ankommenden Kabine und schwang sich hinein.

Im selben Augenblick geschahen mehrere Dinge gleichzeitig. Herr Braunsteiner lachte kurz und laut auf, dann begann er aber sofort erbärmlich zu wimmern: »Nein, nein! Es geht nicht! Ich schaff's nicht!« Der Portier, der lesend in seiner Loge gesessen war, kam heraus, zog die Brauen zusammen und sagte empört: »Jo, wos is'n do los?«

Hildchen rang die Hände und drehte sich mit einem Entsetzenslaut zu mir um: »Um Gottes willen, er wird schwindlig und stürzt uns heraus. Machen Sie doch was.« Zum ersten Mal, seit ich sie kannte, sah ich sie so hilflos.

Ich startete einen Treppensprint. Ich musste versuchen, zu Braunsteiner in die Kabine zu kommen. So schnell ich konnte, sauste ich die Stufen hoch, dem Lift nach. Im zweiten Stockwerk sah ich Braunsteiner gerade noch kreidebleich nach oben verschwinden, im dritten waren es nur mehr seine Beine und im vierten Stock, das war der letzte, entschwand er mitsamt der Kabine alleine im Dunkel des Dachstuhls.

Genau in diesem Augenblick drückte der Portier im Parterre auf den roten Knopf und der Paternoster kam mit einem lauten, schabenden Geräusch zum Stehen. Auch ich stand, schwer keuchend, im obersten Stock vor dem blinkenden Lichtsignal, an der Wand zwischen den beiden Liftschachten. Der Schweiß tropfte mir von der Stirn. Einen kurzen Augenblick schwebte eisige Ruhe über der Szenerie, dann kam Braunsteiners verzweifelte Stimme aus der Kabine, irgendwo über meinem Kopf.

»Dunkel, es ist so dunkel …«

»Zu spät, er ist jetzt im Dachboden gefangen«, rief ich nach unten zu Hilde, die durch das offene Stiegenhaus zu mir hochsah.

»Um Gottes willen, das auch noch!«, hörte ich ihre Antwort heraufschallen. Dann drehte sie sich um und schüttelte den Portier. »Anfahren, schnell, sie müssen wieder anfahren. Er steckt im Dach.«

»Jo, do muß i erst den Schlüss'l suchen«, sagte dieser darauf unfreundlich und entwand sich Hildes Griff.

Ich suchte inzwischen einen Aufstieg in den Dachraum, worin die Kabine gefangen war. Seitlich des Liftes war eine Tür zu den Büros, die offen stand. Drinnen fand ich eine Eisentüre, auf der in großen Lettern »Dachboden« stand. Der Schlüssel dazu hing daneben an einer Schnur. Ich sperrte auf und rannte die staubige Bodenstiege nach oben.

Vor mir sah ich das riesige Treibrad, über das die Kabinen wie Waggons liefen, bevor sie wieder nach unten verschwanden. Nach einer kleinen Klettertour kam ich auf die andere Seite und sah durch einen schmalen Lichtspalt in die Kabine zu Herrn Braunsteiner hinein. Er kauerte völlig verängstigt am Boden. Ich begann, ihm leise und ruhig zuzureden, und hoffte, dass der Portier den Paternoster rasch wieder in Gang setzen würde, um das Martyrium für Braunsteiner zu beenden.

Es dauerte aber fast zwanzig Minuten, bis der Portier den Schlüssel gefunden hatte, mit dem er die Türe zu der Liftsteuerung öffnen konnte.

»Den brauch'n wir jo sonst nie«, rechtfertigte er sich, ohne weitere Entschuldigung und ohne sein Suchtempo zu beschleunigen. Währenddessen redete ich im Dachstuhl weiter auf Braunsteiner ein, der darauf immer mit kurzem Aufschluchzen reagierte.

Endlich gab es ein dreifaches ohrenbetäubendes Tröten und der Lift fuhr wieder an. Schon während des Signals war ich aufgesprungen und wieder in das Stockwerk drunter gehetzt. Gerade noch rechtzeitig, und als die Kabine mit Braunsteiner nun auf der Abwärtsseite wieder aus dem Dachstuhl herauskam, sprang ich hinein, fasste den Verstörten fest um die Schultern und stieg mit ihm im dritten Stock aus dem Lift.

Braunsteiner zitterte, setzte sich sofort auf die Stufen und ließ sich von Hildchen, die die ganze Zeit den Portier angetrieben hatte und nun nach oben gelaufen kam, trösten. Nach einiger Erholung und zwei Beruhigungstabletten, die Hilde aus ihrer Tasche kramte und Braunsteiner verabreichte, verfrachteten wir ihn ins Auto und brachten ihn heim in seine Wohngemeinschaft.

*

Es dauerte Tage, bis sich Braunsteiner und Hilde von dem Schock erholt hatten. Er gelobte feierlich, nie wieder etwas ohne vorherige Absprache zu versuchen, und sie schwor hoch und heilig, niemandem mehr ein Buch zu schenken, das irgendwas mit therapeutischen Themen zu tun hatte.

Und ich? Ja, ich blätterte das Buch durch und kam zu dem Schluss, es meinen Patienten für einen Selbstversuch nicht zu empfehlen.

18

Zwischen Leben und Tod

Beim Ausatmen nehmen die Männer nun ihre Frauen bei den Schultern und ziehen sanft nach hinten. Vorsichtig dehnen beim Einatmen und die Damen drücken die Luft nach unten in den Bauch.«

Sylvie und ich saßen in einem Kreis mit anderen Paaren beim Schwangerschaftsturnen. Nachdem Sylvie mehrmals den Anlauf dazu unternahm und ich immer den Dienst vorschob, hatte sie es diesmal geschafft, mich von der Wichtigkeit zu überzeugen und mitzunehmen.

»Beim Ausatmen nach vorne beugen und die Herren helfen der Bewegung und streichen langsam über den Rücken nach oben …«

Ich sah in die Gesichter der anderen Männer rundum. Sie starrten vor sich hin, entweder ausdruckslos in den Nacken ihrer Frau oder mit wissendem Blick ins Leere, oder hatten die Augen sicherheitshalber überhaupt geschlossen. Wir waren darauf bedacht, nur ja keinen der Männer gegenüber bewusst anzusehen – zu groß war die unausgesprochene Peinlichkeit. Niemand würde das zugeben, jeder bestätigte seiner Frau, wie wichtig die Sache wäre und wie viel Freude sie ihm mache. Aber ich glaube, wir dachten alle das Gleiche – wer braucht denn das, ein richtiger Mann weiß doch, was bei einer Geburt zu tun ist.

*

»Danke, dass du dir die Zeit genommen hast mitzugehen«, sagte Sylvie nachher, als wir in einer Konditorei bei Kuchen und Kaffee saßen.

»Das ist doch klar«, meinte ich darauf betont verständnisvoll, »die Frauen, die alleine dort waren, haben sicher sehr unsensible Männer.«

Sylvie streichelte meine Hand. Wir waren im neunten Monat und sie, die sonst immer alles mit links checkte, war in den letzten Wochen sichtlich sentimental geworden, kam mir vor. In letzter Zeit passte sie auch nicht mehr wirklich zwischen die Lehnen von schmalen Konditoreistühlen, sondern kauerte mehr auf der Stuhlkante und lehnte sich schräg seitlich zurück. Das betonte ihren inzwischen riesigen Bauch enorm, der sich mir entgegenwölbte, als würden wir Fünflinge bekommen oder einen kleinen Elefanten.

Die Schwangerschaft war mit einigen Aufregungen recht gut verlaufen. Sylvie blieben die Brechattacken, die andere Frauen oft hatten, erspart. Dafür war sie mit einem enormen Appetit gesegnet und hatte in dem Dreivierteljahr fast sechzehn Kilo zugenommen, was für eine davor eher schlanke Person doch viel war. Vor allem da es aussah, als wäre das ganze Gewicht am Bauch konzentriert.

Die Aufregungen wurden vom Gynäkologen verursacht, der uns regelmäßig beim Ultraschall mitteilte, der Kopf des Kindes wäre für die Schwangerschaftswoche zu groß. Nicht genug, dass er uns damit schon Angst einjagte, setzte er noch eins drüber mit der lakonischen Bemerkung, das könne auch auf schwere Diabetes hindeuten. Jedes Mal nach der Untersuchung war Sylvie am Boden zerstört und ich musste sie wieder aufrichten, obwohl mir auch nicht wohl bei dem Gedanken war, vielleicht ein Kind mit Wasserkopf zu bekommen.

Da half es auch dann nichts mehr, dass er bei der letzten Untersuchung vor drei Tagen wie selbstverständlich meinte: »Na bitte, jetzt ist alles ganz normal.«

*

Vor zwei Wochen gingen wir dann auf Shoppingtour nach Strampelanzug und Bettzeug, damit lag die ganze Ausstattung rechtzeitig vor der Geburt bereit. Sylvie entschied in beiden Fällen für gelbe Bären auf rosa Grund, denn unser Kind würde ja eine Tochter werden. Namen hatten wir offiziell noch keinen fixiert, mir gefiel Maria gut, weil ich so ganz klassische Namen gerne mag, aber Sylvie bevorzugte Felicitas. Somit war klar, wie das Mädchen heißen würde – ich würde sie eben Feli rufen.

Neben der Vorfreude auf die Geburt von Feli konnte ich jedoch die bedrückte Stimmung nicht loswerden, die mich in den letzten Tagen immer einholte, wenn ich auf unsere Station kam. Der Grund dafür lag im schlechten Zustand von Tante Rosa. Uns verband seit unseren Einkäufen in der Stadt fast so etwas wie Freundschaft, die sich im letzten Jahr – nach ihrem Auftritt als Pianistin bei der Weihnachtsfeier – noch verstärkt hatte. Seitdem sprachen wir viel miteinander und sie erzählte mir oft von ihrer Jugend.

Sie war in einer recht begüterten Familie am Land aufgewachsen und eine ihrer Tanten dürfte anscheinend tatsächlich einen Adelstitel geführt haben. Durch den Krieg hatte die Familie jedoch das meiste verloren. Nach dem Tod ihres Mannes gab es nun nur mehr sie und ihre Tochter, die zwei Boutiquen besaß, außerhalb wohnte und für ihre Mutter nie Zeit hatte. Ich versuchte, mich an ihre spärlichen Besuche bei Tante Rosa zu erinnern, mehr als vier oder fünf waren es in den Jahren – seit ich auf der Station arbeitete – sicher nicht gewesen und den dazugehörigen Schwiegersohn hatte ich überhaupt noch nie zu Gesicht bekommen.

»Na ja, dafür telefonieren wir jede Woche«, sagte Rosa meist schnell und setzte ein wenig traurig hinzu, »wenn ich sie anrufe.«

So gingen wir jetzt öfters spazieren oder saßen auf der Terrasse und unterhielten uns. Trotz ihrer nun schon über achtzig Jahre wirkte Rosa äußerst agil und nahm es noch mit den meisten unserer jüngeren Patientinnen auf. Das änderte sich letzten Monat schlagartig.

Es war ein Mittwoch im Jänner und ich hatte Nachtdienst. Zuvor war alles ruhig gewesen, da hörte ich bei meinem Rundgang ein lautes, schabendes Geräusch aus Tante Rosas Zimmer. Ich klopfte an, erhielt jedoch keine Antwort. Also nahm ich den Zentralschlüssel, sperrte auf und sah vorsichtig in den Raum hinein. Rosa lag samt ihrer Decke am Boden neben dem Bett, anscheinend ohne Bewusstsein und in einer seltsam verkrümmten Haltung.

Ich rief über Pieper den diensthabenden Arzt, der nach einer kurzen Untersuchung den Verdacht auf einen Schlaganfall feststellte und die Rettung alarmierte. In der Intensivstation der Klinik bestätigte sich die Diagnose und Rosa musste einige Wochen im Krankenhaus bleiben. Die Ärzte meinten, es grenze fast an ein Wunder, dass sie überlebt hatte.

Als sie zu uns zurückkam, war sie in einem bedauernswerten Zustand. Sie hatte eigentlich nur eine leichte Lähmung an der linken Seite, aber das Sprechen fiel ihr schwer und sie wurde zunehmend verwirrt.

*

Ich saß bei Rosa und hielt ihre Hand. Sie drückte sie in unregelmäßigen Abständen und versuchte zu lächeln.

»Danke, dass Sie immer wieder nach mir schauen«, sagte sie undeutlich. »Ich bin nur eine Last mehr für Sie.«

»Gar nicht, es macht Spaß, mit Ihnen zu plaudern.«

»Lügner …« Sie lächelte schwach. »Es ist kalt.«

»Ich gebe Ihnen noch eine Decke.« Obwohl das Zimmer schon deutlich überheizt war, holte ich ihr die zweite Decke, die auf dem Sofa lag. »Sie werden sehen, bald wird es wärmer, dann gehen wir wieder im Garten spazieren.«

»Wärmer, ist es denn noch nicht Sommer?«

»Noch nicht ganz, aber bald, es ist schon April.«

»April«, sagte sie nachdenklich, »so lange noch, bis es warm wird.«

Ich merkte, dass sie in Gedanken ganz woanders war. Ich stand vorsichtig auf, um sie nicht zu stören, und wollte das Zimmer verlassen. Da setzte sie sich kerzengerade im Bett auf.

»Herr Arnold, einen Augenblick noch bitte …« Ihre Stimme klang mit einem Mal sehr fest und sie sprach auch deutlich.

»Ja?« Ich drehte mich zu ihr um.

»Können Sie bitte dort in der kleinen Kommode, dort neben dem Klavier«, sie deutete auf die Längsseite des Zimmers, »die erste Lade aufmachen?«

»Gerne.« Ich ging hin und zog die oberste Lade auf.

»Da liegt ein Kuvert, ein gelbes …«

»Ich sehe es.«

»Würden Sie das bitte an sich nehmen?«

»Möchten Sie es haben? Soll ich es Ihnen bringen?«

»Nein, nehmen Sie es bitte mit.«

»Ja, wozu denn?« Ich verstand nicht, worauf sie hinauswollte. Das Kuvert lag verkehrt in der Lade, ich nahm es und drehte es um. Auf der Vorderseite stand feinsäuberlich der Name und die Adresse von Rosas Tochter Eva geschrieben.

»Ich habe den Brief an meine Tochter geschrieben. Könnten Sie ihn bitte für mich abschicken?«, war Rosas Wunsch. »Ich gebe Ihnen auch das Geld für die Marke, nehmen Sie es sich bitte aus meiner Geldbörse, die müsste auch in der Lade sein.«

»Ich mache das selbstverständlich gerne«, sagte ich und schob die Lade zu, ohne mir Geld aus der Börse zu nehmen. »Das mit der Marke geht schon in Ordnung. Ich hab noch eine draußen im Dienstzimmer.«

»Danke«, sie sank matt zurück aufs Bett.

»Ich gebe den Brief heute sofort nach Dienst auf.«

»Danke vielmals, ich wollte ihr noch so viel sagen und jetzt ist es doch nur ein Brief geworden …«

»Über den sich Ihre Tochter sicher freuen wird, aber Sie können das sicher alles auch beim nächsten Besuch mit ihr bereden.«

Sie schaute vor sich hin und ich hatte das Gefühl, als würde sie mich nicht mehr bemerken. Leise schloss ich die Türe.

»Da bist du, ich such dich schon überall!« Melanie kam mir laufend entgegen. »Schnell …«

»Was schnell?«

»Es ist so weit, es geht los! Sylvie hat bei uns angerufen, weil sie dich am Handy nicht erreicht hat!«

Ich zuckte zusammen und fuhr mit der Hand zu meinem Handy – die Tasche war leer. Schlagartig fiel mir ein, dass ich es im Dienstzimmer zum Aufladen angesteckt hatte.

»Also rasch, rasch – Vati!«, trieb Melanie mich an.

»Das brauche ich jetzt noch, dass du mich verarschst! Ich muss noch Oberschwester Hilde Bescheid geben«, rief ich, während ich ins Dienstzimmer lief, aus dem Arbeitsmantel und in meine Jacke schlüpfte. Melanie kam hinter mir nach.

»Hildchen hab ich schon erledigt. Jetzt geh und fahr vorsichtig und lass mir deine beiden Damen grüßen.« Sie schob mich aus der Station hinaus.

*

»Die Wehen kommen alle zwei Minuten, der Muttermund ist offen, lange wird es also nicht mehr dauern«, sagte die Hebamme, gerade als ich in den Kreißsaal hineinstürzte. Der Verkehr war dicht gewesen und ich dachte schon, ich würde die Ankunft meiner Tochter auf dieser Erde verpassen.

»Na endlich«, stöhnte Sylvie unter einer Wehe und streckte mir die Hand entgegen.

»Bin schon da«, sagte ich, versuchte sehr professionell zu wirken, küsste sie kurz auf die Wange und strich über ihren Kopf. Dabei merkte ich, dass meine Hände eigenartig zitterten. Auch war es sicher zu heiß hier herinnen, denn mir stand der Schweiß auf der Stirn. »Wie kann ich helfen?«

»Gar nicht, setzten Sie sich einfach daneben hin«, meinte die Hebamme mit einem trockenen Seitenblick. Man sah sofort, diese Frau hatte anscheinend keine Ahnung, eine Fachkraft vor sich zu haben.

»Entschuldigen Sie«, bot ich mich daher nochmals an, »ich bin ausgebildeter Krankenpfleger …«

»Ja, in der Psychiatrie, das hat mir Ihre Frau schon erzählt, Herr Kollege.«

»Na, dann sagen Sie mir, was ich …«

»Zunächst einmal, beruhigen Sie sich.«

»Aber ich bin vollkommen …« Ich merkte, dass meine Blase drückte und keinen Aufschub mehr duldete. »Wo ist die Toilette?«

»Direkt vor dem Eingang in den Kreißsaal«, sagte sie und ich verstand überhaupt nicht, warum sie den Kopf schüttelte und spöttisch klang. »Die rechte Tür, links ist für Behinderte.«

*

Die Geburt verlief ohne Komplikationen, ich massierte Sylvie den Rücken und war nun tatsächlich froh, das Schwangerschaftsturnen zumindest zweimal besucht zu haben. Eine kleine Unsicherheit kam bei mir auf, als die Hebamme nach einer Presswehe aufmunternd sagte: »Ich seh den Kopf schon, beim nächsten Mal kommt er durch.«

Wenn er nicht zu groß ist, musste ich denken und verdammte innerlich den Arzt mit seinen Ansagen beim Ultraschall.

Dann war Feli da und sie war wunderschön! Sie war vollkommen, wie ihre Mutter! Ich durfte die Nabelschnur durchschneiden und sie nachher sogar baden. Bei der Nabelschnur kam ich mir wie ein Schlachter vor und mir wurde ein wenig übel, was ich aber gekonnt überspielte. Sogar die Hebamme erschien mir nun als ein durch und durch sympathischer Mensch, als ich sie spontan an mich drückte. Und Sylvie hatte den Namen Felicitas Maria ins Geburtsprotokoll eintragen lassen, was meine blendende Laune ebenfalls vermehrte.

Bei gedämpftem Licht saß ich die ganze Überwachungszeit, die man nach der Geburt im Kreißsaal verbringen muss, am Bett und hielt meine beiden in den Armen.

*

Am übernächsten Tag kam ich mit einer Flasche Sekt auf die Station und wir stießen auf meine Tochter an. Wahnsinn, dachte ich dabei, meine Tochter, wie sich das anhört.

»Ich hab noch eine traurige Nachricht für dich«, sagte Melanie danach. »Unsere Tante Rosa ist vorgestern am Abend gestorben.«

»Vorgestern?« Meine Stimmung wechselte auf betrübt.

»Ja, nachdem du weg warst, hab ich noch einmal nach ihr geschaut, da ist sie im Bett gelegen und hat zum Fenster hinaus geschaut. Und wie ich mit dem Abendessen zu ihr gekommen bin, war sie schon gegangen.«

Schlagartig fiel mir der Brief ein. Ich nahm meinen Arbeitsmantel vom Haken und fuhr in die Außentasche. Da steckte er noch.

»Sie hat mir noch ein Schreiben an ihre Tochter anvertraut, das hab ich in der Aufregung mit der Geburt vergessen. Ich werde es noch schnell aufgeben.«

»Das kannst du dir sparen«, sagte Melanie, »Rosas Tochter kommt gegen Mittag her, die persönlichen Sachen abholen. Da kannst du ihn ihr gleich mitgeben.«

Es machte mich jedes Mal traurig, wenn wir ein Zimmer räumen mussten und die Angehörigen die Überbleibsel eines Lebens holten. Meistens sah man, dass sie nicht wirklich etwas damit anzufangen wussten. Dinge, die jemand lange Zeit seines Lebens begleitet hatten, verschwanden in Plastiksäcken oder braunen Kartons und landeten nach kurzer Durchsicht wahrscheinlich auf dem Müll.

In diesem Punkt überraschte mich die Tochter von Tante Rosa. Sie war diesmal nicht im Business-Outfit gekommen, in dem ich sie in Erinnerung hatte, sondern einfach in Jeans und Sweater. Sie hatte die Haare achtlos zurückgebunden und ab und zu weinte sie unterdrückt. Sie musste über fünfzig sein, aber ähnlich wie Tante Rosa wirkte sie noch irgendwie mädchenhaft. Sie verstaute Rosas Dinge sorgsam in drei größere Koffer und gab die persönlichen Sachen, wie Ringe oder die Geldbörse, extra noch in kleine Schachteln. Als wir fertig waren, saßen wir in dem geleerten Zimmer.

»Möchten Sie sich noch ein Andenken an meine Mutter nehmen?«, fragte sie mich und deutete auf die noch offenen Koffer.

»Nein, herzlichen Dank, aber ich denke, bei Ihnen sind die Dinge besser aufgehoben.«

»Dann werde ich die Sachen morgen abholen lassen, ich schicke Ihnen einen Botendienst, der auch gleich die Kommode mitnimmt.«

Die Kommode mit den drei Laden und der Schreibklappe war Rosas einziges Möbelstück gewesen. Manche unserer Dauerpatienten richteten sich ihr Zimmer mit eigenen Möbeln ein, Tante Rosa hingegen war nur mit der Kommode gekommen und hatte im Übrigen nur die Krankenhausmöbel benutzt.

»Ist gut, es steht dann alles im Flur bereit«, sagte ich und zog jetzt das Kuvert aus der Tasche. »Ihre Mutter hat mir am Tag ihres Todes noch einen Brief für Sie gegeben, der es dann nicht mehr auf die Post geschafft hat. Das tut mir leid, aber ich bin vor zwei Tagen Vater geworden und in der Aufregung blieb er liegen.«

»Da gratuliere ich und machen Sie sich deswegen keine Gedanken, mit der Post hätte ich ihn wahrscheinlich auch nicht früher bekommen.«

Sie nahm den Brief, riss ihn auf und las, wobei sie wieder feuchte Augen bekam.

Es musste eine große Anstrengung für Rosa gewesen sein, diese Zeilen nach ihrem Schlaganfall noch zu schreiben, dachte ich und versuchte, die Tochter nicht zu stören.

»Sie hat große Stücke auf Sie gehalten«, sagte die Tochter, nachdem sie die drei Seiten gelesen hatte.

»Auf mich?« Ich war überrascht. »Wir haben uns öfters gut unterhalten oder waren spazieren, aber ich hab sie ja nur betreut, wie es sich eben gehört.«

»Nein, machen Sie sich da nicht kleiner, als Sie sind. Sie waren in den letzten Jahren ihr wichtigster Mensch. Und ich bin froh darüber, denn ich bin mit meiner Arbeit so eingespannt und habe über die Jahre so viel verpasst mit meiner Mutter. Sie hat mich ja öfter angerufen und ich nahm mir immer vor, noch alles nachzuholen …«

Sie wischte sich die Tränen ab. »Wer hätte denn gedacht, dass es jetzt so schnell gehen würde. Da tut es gut zu wissen, dass sie sich nicht alleine gefühlt hat. Ich hoffe nur, sie hat mich nicht gehasst, weil ich so selten gekommen bin.«

»Da kann ich Sie beruhigen, solche Gedanken waren ihr fern und sie hat mit Freude und oft auf dem Klavier gespielt. Dabei hat sie jeden wissen lassen, dass sie es von Ihnen bekommen hat. Auch erzählte sie stets mit Stolz von ihrer geschäftlich so erfolgreichen Tochter.«

»Danke, das tut gut zu hören.«

Ich begleitete sie hinaus. Es war eine Notlüge gewesen, aber was sollte ich sagen? Es war doch sinnlos, ihr nun im Nachhinein ein schlechtes Gewissen zu machen, es würde nichts mehr ändern, sondern sie nur kränken. Das hätte Rosa sicher nicht gewollt.

*

Am nächsten Tag wurden die Sachen abgeholt. Zwei von der Verwaltung beauftragte Arbeiter kamen, malten das Zimmer neu aus und tauschten die Matratze des Betts.

Ich blickte danach lange in das Zimmer, das nun wieder bereit war für einen neuen Bewohner, klinisch und neutral, so als hätte es nie ein Davor gegeben. Dann ging ich hinaus auf die Terrasse. Ich musste daran denken, dass Feli zur selben Zeit geboren worden war, als Rosa starb. Seltsam, wie die Dinge doch zusammenfielen. Ein Leben beginnt, ein anderes endet – alles ging weiter.

Ob meine Tochter auch einmal zu beschäftigt sein würde, um mich zu besuchen, wenn ich einmal an Tante Rosas Stelle angekommen war?

19

Guter Rat ist teuer

Zwei Monate waren vergangen, Feli gedieh prächtig und raubte mir mit gezielter Attacke fast jede Nacht den Schlaf. Auch sonst hatte sich unser häusliches Zusammenleben von Grund auf verändert – Sylvie schwebte hutschend und summend durch die Räume, war keinerlei ernsthaftem Annäherungsversuch aufgeschlossen und ich wurde Experte im Testen von Getränketemperaturen, indem ich mir die heiße Milch über den Handrücken spritzte.

Geruchstechnisch bewegte sich unsere Wohnung nun zwischen warmer Milch, davon angebrannten Herdplatten und Felis Windelfüllungen. Es erstaunte mich immer wieder aufs Neue, welche Stinkbomben sie legen konnte und welch ein herb-säuerliches Aroma so ein winziger Körper imstande war zu erzeugen. So fürchtete ich mich bereits vor den schwülen Sommertagen, die bald auf uns zukommen würden, wo auch ein geöffnetes Fenster keinen befreienden Luftzug auslösen würde.

»Ich hoffe, du hast diesmal die richtige Windelgröße gebracht – die blauen?«, fragte Sylvie. »Letztens hast du die gelben gebracht, die sind zu groß, die sind schon für acht bis zehn Kilo …«

»Ja, ja, die blauen, natürlich«, brummte ich.

Ich war gerade dabei, Feli zu wickeln, hatte die saftige Bombe bereits entsorgt und den frischen Popsch mit duftendem Babypuder gestuppt.

»Umgekehrt, umgekehrt!«, rief Sylvies Mutter aus der Küche herein.

»Was?«, fragte ich über die Schulter.

Sie kam herein und nahm mir die Windel, die ich Feli gerade anlegen wollte, aus der Hand. Dabei verdrehte sie die Augen und bedachte mich mit einem knappen Kopfschütteln. Das war nun die Bewegung, die ich überhaupt nicht vertrug und die mich ansatzlos auf die Palme trieb.

»Du mischst dich jetzt aber schon überall ein?«, sagte ich unfreundlich.

»Na, wenn du es falsch machst, dann muss das arme Kind später leiden!« Sie drehte die Windelhose um.

»Aber warum denn verkehrt? Das schaut ja bescheuert aus«, meinte ich.

»Das macht man in den ersten Monaten eben so. Breitwickeln! Das beugt einer Hüftluxation vor, gell mein Wuzzi …« Sie schloss die Windelhose und knuddelte die freudig aufquietschende Feli. »Die Omi macht das schon, die kann das, nicht so wie der Papi!«

»Felis Röntgen war wunderschön und alles ist normal, die braucht das nicht. Und sag dem Kind gefälligst nicht, dass ich ein doofer Vater bin.« Ich war verstimmt und musste außerdem schon zum Dienst.

Seit Feli auf der Welt war, hatten die Besuche von Sylvies Mutter eine beinahe tägliche Frequenz erreicht. Da lobte ich mir meine Eltern, die waren geschieden – zu meiner Mutter, die in Deutschland wieder verheiratet war, hatte ich fast keinen Kontakt mehr und mein Vater lebte außerhalb Wiens und wir sahen uns nur sporadisch zu den Anlässen. Auch die von meiner Schwiegermutter permanent zur Schau getragene Erfahrung in Sachen Kindererziehung, Kinderpflege und Kinderernährung nervte mich tierisch.

»Das musst du aushalten, denn sie meint es ja nur gut«, versuchte mich Sylvie meist zu beschwichtigen, wenn ich an die Decke ging, »wir werden noch froh sein, dass wir die Omi haben!«

Noch so eine Neuerung! Seit der Geburt hieß meine Schwiegermutter nur noch »Omi« und ich wartete nur mehr auf den Augenblick, wenn Sylvie mich zum ersten Mal »Vati« rufen würde. Das wäre dann eigentlich der geeignete Moment, das Handtuch zu werfen und mit einer kurzen Verbeugung in Richtung der drei Generationen von Frauen in meinem Heim auszuziehen.

Voll mit derartigen Gedanken kam ich auf die Station, zog mich um und drückte mir auf der Kaffeemaschine einen dreifachen Mokka herunter. Dann ging ich zu unserer wöchentlichen Teambesprechung.

»Sie schauen so finster, Herr Arnold. Was ist denn los mit Ihnen?« Mit diesen Worten eröffnete Oberschwester Hilde den Tag.

Ich hatte mich extra nach hinten gesetzt, um meine Ruhe zu haben, aber anscheinend gab es heute von keiner Seite Gnade für mich.

»Nichts, gar nichts«, beeilte ich mich, die Nachfrage abzubiegen. »Es ist nur wegen Feli und meiner Schwiegermutter, nichts Besonderes.«

Diese Antwort war ein schwerer Fehler gewesen, wie ich sofort an der Reaktion der Kollegenschaft bemerken musste. Wie auf Kommando drehte sich die ganze Mannschaft um und bedachte mich mit verständnisvollen Blicken.

»Du Armer«, kam es mir von verschiedenen Seiten entgegen. Das Schwiegermuttertrauma dürfte also eine weit verbreitete Störung sein, schloss ich daraus.

»Also, dann machen Sie sich erst einmal Luft und erzählen uns davon«, bestimmte Hildchen in einem herzlichen, aber hörbar neugierigen Unterton. »Wir haben heute sonst sowieso nur sehr wenig auf der Tagesordnung.«

Es half also nichts mehr, alle warteten gespannt, nickten auffordernd und ich musste meinen Ärger nun öffentlich teilen. Also zuckte ich mit den Achseln, zwang mich zu einem gequälten Lächeln und erzählte mir den Frust von der Leber. Das löste augenblicklich eine von mir ungewollte Flut an Mitleidsbekundungen und leider weiteren guten Ratschlägen aus.

»Da tust du mir leid, wenn sie auf deinen Nerven herumtrampelt. Ich kenn das von meiner Schwiemu nur zu gut«, sagte Melanie verständnisvoll und klopfte mir kollegial auf den Oberarm. »Aber manchmal haben sie ja doch recht mit ihren Ratschlägen, auch wenn man es vielleicht nicht wahrhaben möchte.«

»Ganz richtig. Ich stehe da auf der anderen Seite, denn wie Sie wissen, ich habe ja selbst auch einen Schwiegersohn«, meldete sich Hildchen dazwischen. »Und oft muss man einfach etwas sagen, denn es geht schließlich um das Kind und junge Eltern haben noch wenig Erfahrung, überhaupt beim ersten …«

Irritiert schaute ich auf. Dass Hildchen eine verheiratete Tochter hatte, war mir bislang entgangen. Ich kam jedoch nicht dazu, weiter darüber nachzudenken, weil sich bereits ein Kollege zu mir hinbeugte.

Er gehörte mit seinen drei Söhnen zu den erfahrenen Vätern in der Runde, wie er uns auch ständig mitteilte. Er kam mit einem wissenden Grinsen ganz dicht zu meinem Ohr, so als müsse er mir ein besonderes Geheimnis anvertrauen.

»Warten Sie nur, bis Sie dazufüttern, dann wird's erst bunt im Hause«, nickte er. »Beim Speiseplan laufen die Großmütter zur Höchstform auf. Bitte, meine ja nicht, aber ich hab mich auch mit Literatur dazu eingedeckt. Kann ich Ihnen gerne borgen. Na, wenn Sie Rat brauchen, dann wissen Sie ja, wo Sie mich finden!«

Grauenhaft, diese »Väter vereinigt euch«-Masche, dachte ich, mit Verbrüderung und Männerbünden hatte ich so gar nichts am Hut. Ein mahnend gestreckter Zeigefinger schob sich vor meine Augen und wippte auf und ab.

»Vor allem sollten Sie später beim Füttern jeden Tag ein Apferle gebe – wegen der Verdauung. Aber nicht nur schaben, sondern auch leicht braun werden lassen, das ist wichtig, damit es das Bauxi nicht bläht«, warf eine ältere, dickliche Kollegin ein. »Meine Mutter hat das auch immer getan und schauen Sie, was aus mir geworden ist!«

Dabei klatschte sie sich mit beiden Händen laut auf ihren Bauch und lachte fröhlich. Alleine schon dieser ewige Babydialekt wie »Apferle« und »Bauxi« ließ mein Gehirn zusammenkrampfen.

»Schaun S' halt nur, dass S' auf da Straßen aufpass'n und keine Verkühlung mit nach Hause schlepp'n, so ein kleines Spatzl is do no net so widerstandsfähig.«

Das war unser Mann von der Reinigungsfirma gewesen, der im Nebenzimmer putzte und – meiner erzwungenen Beratung mit Interesse folgend – auf den Wischmob gestützt in der Türfüllung lehnte. Jetzt war es aber wirklich genug. Therapiestunde für den Pfleger, dachte ich, und kam mir augenblicklich wie einer unserer Patienten vor. So fühlte sich das also an, wenn alle mit guten Ratschlägen an dir herumdoktern.

»Genug, ich muss die Leute jetzt für die Ergotherapie vorbereiten«, unterbrach ich forsch und stand auf. Natürlich war noch Zeit, aber ich wollte einfach nichts mehr hören. Es war typisch, zuerst bedauerte mich die Kollegenschaft wegen meiner Schwiegermutter und dann setzten sie selbst noch eins drüber.

Als ich aus dem Dienstzimmer ging, kam Frau Niederl, unsere zornige Bierbrauerin, auf mich zu. Nach dem Tod von Tante Rosa, die für kurze Zeit ihre einzige Bezugsperson auf der Station gewesen war, hatte sie sich wieder vollkommen abgekapselt. Auch die anderen Patienten und wir vom Pflegepersonal, niemand konnte so richtig mit ihr warm werden. So saß sie meist einsam auf ihrem Sessel und schaute zum Fenster hinaus. Nur zu mir kam sie manches Mal und redete sich etwas von der Seele. Daher drängte mich Oberschwester Hilde, die sich zuerst selbst um Frau Niederls Belange kümmerte, sie als Vertrauensperson zu übernehmen. In den vergangenen Wochen hatte sich zu meiner Überraschung dann tatsächlich eine vorsichtige Gesprächsbasis entwickelt. Nun winkte sie mich zur Seite und setzte eine fürsorgliche Miene auf.

»Wenn Ihre Tochter mal nicht schlafen möchte oder gar keine Ruhe gibt, dann geben Sie ihr einen Mohnzuzel, der wirkt Wunder.« Anscheinend hatte einer unserer Patienten an der Türe zum Dienstzimmer die Besprechung belauscht und meine Probleme mit Schwiegermutter und Erziehung auf der gesamten Station verbreitet. Wohlmeinende Tipps von Patienten, das hatte gerade noch gefehlt.

»Einen Mohnzuzel, verstehen Sie?«, wiederholte Frau Niederl und machte dazu eine Handbewegung, so als würde sie an etwas saugen.

»Wie bitte?« Ich verstand nicht ganz, was sie meinte.

»Na, Sie nehmen ein sauberes Tuch, drehen es auf einem Eck zusammen und tauchen es in einen Mohnsaft. Daran lassen Sie Ihre Tochter dann nuckeln.« Sie war richtig freudig in ihrer Erklärung. »Sie werden sehen, das Kind beruhigt sich sofort. Ein altes Hausrezept von uns vom Land, meine Mutter hat das auch schon immer so verwendet.«

»Aber macht man aus Mohn nicht Opium?«, fragte ich, entsetzt über den Rat.

»Ja eben, deswegen hilft er ja und in so geringen Mengen ist er ungefährlich. Die Kleine schläft dann nur besser. Sie können aber natürlich auch ein Starkbier nehmen.«

»Ja danke, danke«, versuchte ich sie höflich, aber bestimmt abzuwimmeln.

»Blödsinn! Sie machen das Kind nur abhängig mit solchen Kinkerlitzen und für später unfähig für eine gehobene Laufbahn«, dröhnte Rostocks Stimme von hinter mir. Er war offensichtlich vorbeigegangen und stehen geblieben, als er die Belehrung von Frau Niederl hörte. Nun kam er einen Schritt näher und sah mich an. »Eine ordentliche Ansprache mit einer festen Stimme tut es da auch. Das versteht so ein Kind schon und gewöhnt sich dabei auch gleich an einen ordentlichen Ton.«

Ich ließ die beiden stehen und flüchtete den Flur hinunter zur Teeküche. Als ich an Frau Sachs vorbeiging, die mit ihrem unvermeidlichen Kreuzworträtsel im Rollstuhl saß, machte sie mit dem

Stuhl eine Vierteldrehung in meine Richtung und hob fragend die Hand.

»Ungeheuer mit fünfzehn Buchstaben? Na …?«, rief sie dabei, und als ich nicht antwortete, setzte sie hinzu: »Schwiegermutter!«

Dabei lachte sie dröhnend, wie es ihre Art war. Und ich erwischte mich tatsächlich dabei, dass ich in Gedanken die Buchstaben nachzählte.

*

Am Nachmittag hatte sich die Situation einigermaßen beruhigt. Die meisten unserer Bewohner machten ihr Mittagsnickerchen und ich stand mit Melanie auf der Terrasse, sie mit Zigarette, ich mit Kaffee. Dazu stopften wir uns mit Kuchenstücken voll – ein Gugelhupf, der mittlerweile jedoch schon recht ausgetrocknet war und den ein Besucher gebracht hatte.

Wir lachten beide herzlich, als wir die Gespräche des heutigen Morgens an uns vorbeiziehen ließen und ich ihr meine Panikattacken dazu schilderte.

»Am besten, du bringst die Feli her und wir kümmern uns alle um sie …«, sagte Melanie prustend zwischen zwei Bissen vom dürren Kuchen.

»Sei so gut! Das arme Kind – mit Niederls Opiumschnuller im Mund, in ihrer verkehrten Windelhose unter den Befehl von Rostock gestellt.«

»Die Patienten hören das hoffentlich nicht«, kam Hildchens tadelnde Stimme von der Terrassentüre her.

»Nein, es ist ja niemand hier heraußen«, sagte Melanie und wischte sich die Krümel vom Arbeitsmantel.

»Aber man hört Sie beide bis hinein, also ich muss schon sehr bitten, solche Unterhaltungen einzustellen.« Sie war ganz amtlich.

Wir murmelten eine knappe Entschuldigung, durften uns aber gegenseitig nicht ansehen, um nicht erneut loszulachen.

»Herr Arnold, kommen Sie bitte zu mir, ich habe Post für Sie«, sagte Hilde noch und ging wieder nach drinnen.

»Post für mich? Hier auf der Station?«, wunderte ich mich.

»Ach, wer weiß«, meinte Melanie und zuckte mit den Achseln, »vielleicht ein geheimer Liebesbrief?«

»Unsinn! Ich bin eben erst Vater geworden.«

»Eben, darum ...«

Ich stupste sie in die Seite und ging hinter Hilde zum Büro der Oberschwester.

»Es ist ein Schreiben von einem Notar für Sie gekommen. Hier!« Hilde reichte mir ein Kuvert.

»Notar? Was will ein Notar von mir?«

Es war ein schlanker grauer Umschlag mit meinem Namen und der Adresse unserer Station und oberhalb prangte groß das Staatswappen. Er kam von einem Notar Dr. Ebert in Unter-Hartenbach, einem kleinen Ort im Norden Wiens. Ich kannte den Ort von früher vom Durchfahren, wenn ich – noch als Single alleine lebend – gelegentlich eine Spazierfahrt mit dem Auto unternahm, um der Langeweile zu entfliehen. Ich hätte nie gedacht, dass es in so einem Provinznest überhaupt einen Notar gäbe.

»Ich hoffe, Sie haben doch nichts ausgefressen?«, meinte Hilde noch, freundlich, aber lauernd, wie mir vorkam.

»Zumindest nichts, von dem ich wüsste.«

Ich las den Brief, der eine offizielle Vorladung darstellte, begriff aber zunächst dessen Inhalt nicht. Hier stand etwas von »Ladung der aufgrund einer letztwilligen Verfügung begünstigten Erben in der Verlassenschaftssache nach Nothburga Rosammer«.

»Verstehen Sie das?« Ich drehte den Brief zu Hilde, die ihn nahm und nun ebenfalls durchlas.

»Da geht es um die Erbschaft von unserer Tante Rosa«, stellte sie fest, nachdem sie den Text halblaut heruntergeleiert hatte. »Was das jedoch mit Ihnen zu tun hat, ist mir unklar.«

»Mir auch.«

»Na, vielleicht brauchen die noch irgendwelche Angaben von uns.«

»Wäre da denn nicht die Verwaltung zuständig?«, versuchte ich, die Sache abzubiegen.

»Schon, aber ich gebe Ihnen den guten Rat hinzufahren, wenn Sie vorgeladen sind, sonst bekommen Sie am Ende noch Schwierigkeiten.«

Ich verdrehte die Augen.

»Also fahren Sie einfach hin und hören Sie sich an, was die wollen. Ich hebe Ihnen die Krankenunterlagen aus, die können Sie ja mitnehmen, falls Fragen zu beantworten sind.« Hildchen war wie immer pragmatisch.

»Wann ist denn der Termin?«, fragte ich, nahm das Schreiben wieder an mich und las. »Ah, hier, nächsten Donnerstag.«

»Wunderbar«, meinte unsere Oberschwester nach einem kurzen Blick auf den Dienstplan. »Das ist ihr freier Tag, da muss ich wenigstens die Einteilung nicht ändern.«

Super, dachte ich, Nachtdienst und danach noch ein Verhör oder was immer der Notar bei dem Termin von mir wollte.

*

»Warum denn?« Sylvie verschränkte die Arme über der Brust und schaute mich irgendwie unzugänglich an. Ich hatte ihr eben den Notarsbrief gezeigt und sie gebeten mitzukommen.

»Weil ich nach dem Nachtdienst zu müde bin, um alleine eineinhalb Stunden in dieses Unter-Irgendwasbach zu fahren und nach der Besprechung wieder zurück. Deine Mutter freut sich sicher, wenn sie auf Feli aufpassen kann.«

»Also meinetwegen, wenn's denn sein muss …« Sie blies die Luft deutlich hörbar aus, damit ich auch bemerkte, dass ich ihr damit auf die Nerven fiel.

»Außerdem ist es immer gut, einen Zeugen mitzuhaben. Wer weiß …«, setzte ich noch schnell nach.

»Na, sie werden dich schon nicht foltern.«

20

Schicksal in Unter-Hartenbach

Der Tag war knallheiß und die Sonne brannte unbarmherzig auf das Blechdach unseres Autos, als wir die enge Straße nach Unter-Hartenbach hineintuckerten. Nachdem das Fahrzeug keine funktionierende Klimaanlage besaß, waren wir schweißgebadet, als wir stöhnend von der langen Fahrt im Zentrum ausstiegen.

Die Adresse des Notariats lag direkt am Hauptplatz des Dorfes, eine Reihe von einstöckigen Bürgerhäusern, versammelt um einen ehemaligen Marktplatz, der zu einer großen Autostellfläche verkommen war. An die ursprüngliche Verwendung erinnerte noch der ovale Steinbrunnen in der Mitte der Örtlichkeit, an dem nun Kurzparkzonenschilder und Ticketautomaten montiert waren.

Wir fanden das enge blassgelbe Haus eingezwängt zwischen einem Nagelstudio und einem Supermarkt. Nachdem wir bis zu dem Termin noch etwas Zeit hatten, holte uns Sylvie eine Flasche Mineral aus dem Laden und wir genossen das eiskalt prickelnde Wasser mit Limonengeschmack. Am liebsten hätte ich mir den Rest über die Haare gegossen, was ich aber bleiben ließ, da ich mit Krawatte und Sakko ganz offiziell gekleidet war.

Als wir das Haus betraten, entpuppte es sich innen als ziemlich beeindruckend. Die schmale Außenfront täuschte, denn die Räume gingen weit nach hinten und endeten, abgeteilt durch eine gläserne Schiebwand, in einem halb überdachten Innenhof. Anscheinend waren vorne die Geschäftsräume und hinten die Privatwohnung des Notars.

Vor der Glaswand saß ein junger Mann an einer Art Rezeption, der uns freundlich begrüßte. Ich zeigte ihm den Brief mit der Vorladung.

»Ah ja, Sie kommen zu der Verlassenschaft Rosammer, ich darf Sie nach oben bitten, der Herr Notar hat noch einen Termin.« Er deutete mit der ausgestreckten Hand zur Holztreppe, die ins Obergeschoss führte. »Es dauert noch ein paar Minuten. Möchten Sie ein Erfrischungsgetränk oder Kaffe?«

»Nein, danke«, antwortete ich und deutete auf die Mineralwasserflasche, »wir sind versorgt.«

Wir gingen nach oben in einen kargen Vorraum mit hellem Holzboden, grauem Teppichläufer, einigen Sitzgelegenheiten für Besucher und einem kleinen Tischchen mit Zeitschriften. Mich erinnerte es mehr an die Ordination meines Zahnarztes als an ein Notariat. Auf einem der Stühle saß die Tochter von Tante Rosa. Sie erhob sich, als wir oben auf der Treppe waren, und kam auf uns zu.

»Guten Tag, Herr Arnold«, begrüßte sie mich höflich und nickte auch in Richtung Sylvie. »Ihre Gattin?«

Ich gab ihr die Hand und stellte Sylvie vor.

»Es freut mich, dass wir uns wiedersehen und ich Ihre Frau kennenlernen kann. Ich möchte mich auch nochmals bedanken, dass Sie bei Mutters Beerdigung waren.«

»Das war doch selbstverständlich«, sagte ich, »es war mir ein Bedürfnis, mich von Tante Rosa zu verabschieden.«

Sie lachte wegen meiner Bezeichnung für ihre Mutter.

»Ja, das hat sie mir einmal am Telefon erzählt, dass sie bei euch auf der Station nur Tante Rosa hieß.«

»Verzeihung, ich wollte nicht unhöflich sein. Es ist mir einfach gedankenlos hinausgerutscht.«

»Nein, nein, schon gut, sie hat das sehr gemocht. Sie wollte nie Nothburga heißen. Und sie hat vor allem Sie sehr gemocht, Herr Arnold.«

»Das freut mich, aber es waren ja nur die letzten dreieinhalb Jahre, die ich sie betreuen durfte«, sagte ich ein wenig verlegen.

»Ja aber sehr wichtige Jahre. Ich weiß, dass ich mich nicht genügend gekümmert habe, darum bin ich froh, dass wir uns nun hier sehen.«

»Worum geht es denn eigentlich bei dieser Vorladung?«, brachte ich nun das Gespräch auf das Thema des heutigen Zusammentreffens.

»Es ist die übliche Abwicklung der Verlassenschaft, zu der alle eingeladen werden, die im Testament vorkommen.«

»Soll das heißen, dass ich …?«

»Genau das heißt es. Meine Mutter hat Sie in ihrem Testament bedacht.«

»Aber wieso, ich meine, ich möchte mich da nirgends dazwischendrängen oder jemandem etwas wegnehmen.«

»Das machen Sie auch nicht. Meine Mutter wollte das so und ich finde es gut, dass Sie auf diese Weise Ihre verdiente Wertschätzung bekommen.« Sie sagte das so, als wäre es ganz selbstverständlich. »Ich heiße übrigens Eva, und da wir die letzten Menschen sind, die meiner Mutter etwas bedeutet haben, können wir uns gerne *Du* sagen.«

*

Dr. Ebert kam in den Vorraum, verabschiedete noch den Gast, der davor bei ihm im Zimmer gewesen war, und bat uns in sein Büro. Hier war es angenehm kühl, denn in beiden Oberlichten der hofseitigen Fenster surrte eine Klimaanlage.

Nachdem er meine Frage, ob Sylvie bei der Verlesung anwesend sein dürfe, nach zustimmendem Nicken von Eva bejahte, nahmen wir Platz. Nach einigen Höflichkeitsfloskeln und den etwas längeren Ausführungen, betreffend die rechtliche Lage für das Annehmen oder Ablehnen von Erbschaften, begann die Verlesung.

Tante Rosa hatte ihr Testament ein halbes Jahr vor ihrem Tod aufgesetzt, also zu einer Zeit, wo sie mir trotz ihrer achtzig noch voll von Energie in Erinnerung war. Trotzdem begann es mit: »Nachdem ich mich nun bald verabschieden muss …«

Die Worte und diese Gewissheit in der Vorahnung berührten mich zutiefst und meine Gedanken daran machten es mir schwer, weiter zuzuhören. Überdies konnte ich der raschen, monotonen Sprechweise des Notars fast nicht folgen und kämpfte mit der Müdigkeit des vergangenen Nachtdienstes. Nach den allgemeinen Einleitungssätzen und einer längeren Passage an ihre Tochter Eva folgte ein Absatz für mich, in dem sie sich bei mir für mein einfühlsames Zuhören bedankte.

Dann begann jedoch die Aufzählung des vorhandenen Vermögens, und je länger Dr. Ebert las, desto überraschter und wacher wurde ich wieder – denn die Liste war lang und eindrucksvoll. So erfuhr ich etwa, dass die Verlassenschaft mehrere Liegenschaften in der näheren Umgebung und eine große Forstwirtschaft betraf, die zwar alle an andere Betriebe verpachtet waren, aber einen beachtlichen Grundbesitz darstellten. Dann gab es noch ein nicht unerhebliches Barvermögen von mehreren Hunderttausend Euro und ein Haus im Nachbarort.

Wie bescheiden und bodenständig Tante Rosa doch trotz ihres beträchtlichen Vermögens gewesen war, dachte ich bei mir. Und wie sie sich über das kleine Elektroklavier von ihrer Tochter gefreut hatte, obwohl sie sich locker mehrere Konzertflügel hätte leisten können. Meine Bewunderung für diese erstaunliche Frau stieg.

Die Aufteilung des Vermögens war kurz. Es gab in der Aufstellung zwei Verwandte – Eva und einen Cousin namens Kurt, der der heutigen Vorladung anscheinend nicht gefolgt war – und mich. Eva erhielt als einzige Tochter natürlich alles, außer einem Sparbuch von fünfzigtausend Euro, mit dem der Cousin beschenkt wurde, und außer … außer dem Haus im Nachbarort, das mir zugedacht war. Ich glaubte in dem Moment, als der Notar die Stelle verlas, ich hätte mich verhört. Ich fragte also nach, ob dies wirklich so dort stünde. Er nickte und tippte mit dem Finger auf die Stelle.

»Ganz eindeutig, Irrtum ausgeschlossen.«

»Aber das gibt's doch nicht«, stammelte ich und sah, dass auch Sylvies Mund offen stand. Sie war genauso fassungslos wie ich. Eva legte mir die Hand auf die Schulter.

»Das hat schon seine Richtigkeit, Arnold«, sagte sie dabei. »Ich habe mir bereits so etwas gedacht, und wenn Mutter das gewollt hat, dann ist das auch für mich in Ordnung.«

Ich wusste nicht, bei wem ich mich nun eigentlich bedanken sollte und ob ich als Mitglied des Pflegedienstes überhaupt eine Erbschaft annehmen durfte – ich war also verwirrt, entschuldigte mich und ging nach draußen, um einen klaren Kopf zu bekommen. Sylvie folgte mir.

»Freu dich doch, du bekommst ein Haus geschenkt und hast es dir sicher verdient.«

*

Eine halbe Stunde später saßen wir wieder in unserem brütend heißen Auto und fuhren Richtung der Schwestergemeinde von Unter-Hartenbach, also nach Ober-Hartenbach. Hier befand sich das Haus, das mir als Erbe zufallen sollte, und Sylvie wollte hinfahren und es sich ansehen. Vorher hatte uns der Notar noch informiert, dass wir vom rechtlichen Standpunkt aus sechs Wochen Zeit hätten, die Erbschaft anzutreten oder abzulehnen. Es wäre also genügend Zeit zum Überlegen.

»Du kannst ja in aller Ruhe bei der Verwaltung des Krankenhauses anfragen, wie das mit dem Erbe ist und ob du es annehmen darfst«, meinte Sylvia, die Situation methodisch überdenkend. »Wenn du dir damit Schwierigkeiten machst, kannst du die Erbschaft ja ablehnen, und wenn es damit keine Probleme gibt, dann würde ich den Wunsch deiner Patientin auf alle Fälle respektieren und zusagen. Sollte uns das Haus nicht gefallen, können wir es ja immer noch verkaufen.«

Aha, dachte ich und musste schmunzeln, solange es vielleicht Schwierigkeiten geben konnte, war es *meine* Erbschaft, aber wenn alles passte, dann war es *unser* Haus.

»Du bist so still?«, meinte Sylvia.

»Mir ist nur heiß, sonst nichts …«

*

Ober-Hartenbach, laut Ortstafel eigentlich richtigerweise Oberhartenbach, bestand nur aus einer Hauptstraße zwischen zwei Häuserzeilen. Wieso sich Unter-Hartenbach mit und Oberhartenbach ohne Bindestrich schrieb, ist mir bis heute ein Rätsel geblieben.

Das Dorf lag auf einer sanften Anhöhe inmitten von Weinbergen, die sich bis zum Horizont hinzogen. Nach wenigen Hundert Metern war ein Platz, auf den die einzige Querstraße einmündete, und dahinter standen einige frei stehende Winzerhäuser.

Das Haus, dessen Adresse und Schlüssel wir vom Notar zwecks Besichtigung bekommen hatten, war das letzte dieser Winzerhäuser und lag versteckt hinter einer Kurve, schon wieder knapp außerhalb der Ortstafeln. Wie Eva uns erzählt hatte, gehörte es früher dem schon seit Langem verstorbenen Bruder von Tante Rosa. Nach seinem Tod wurde der dazugehörige Weingarten verkauft und das Haus war einige Zeit verpachtet gewesen. Nun stand es bereits seit fast zehn Jahren leer.

Es war ein schönes, sehr altes Gebäude, weiß getüncht, mit rotbraunen Fensterläden und einem hohen Holztor in der gleichen Farbe, die an manchen Stellen abzublättern begann. Sylvie sperrte auf und nach einigen Versuchen gelang es uns, das Tor aufzudrücken.

»Das müsste man ölen«, kam sofort von Sylvie, in ihrem typischen Tonfall, mit dem sie stets die To-do-Listen für mich erstellte.

»Natürlich, Schatz.«

Das Haus wirkte auch innen noch recht passabel, das zehnjährige Leerstehen hatte es also anscheinend gut überstanden. Hinter der Tür lag ein Vorhaus mit dem Stiegenaufgang zu den Dachkammern, daneben ging es in eine Abstellkammer und gegenüber in die Toilette. Durch den Vorraum kam man in eine große, zentrale Küche und dann weiter in eine Wohnstube. Von Küche und Stube führten Türen in eine Art Hof, der an einer Längsseite von einer Mauer und an der anderen von einem Erdhügel mit Obstbäumen begrenzt war. Am Ende des Hofes stand ein zweites, kleineres Gebäude – das ehemalige Presshaus. Im Obergeschoss befanden sich zwei geräumige Schlafzimmer und ein Bad mit einem urzeitlichen Badeofen und einer weiß emaillierten Stahlblechwanne.

Es war tatsächlich wunderschön hier und auch Sylvie war von dem Haus total begeistert.

»Es ist wie geschaffen für uns und mehr Platz hätten wir auch«, sprudelte sie heraus. »Wir bauen im Hof noch einen Wintergarten an die Küche an und hinten im Presshaus richte ich mir mein Studio ein.«

»Ja schon, mir gefällt es auch sehr«, versuchte ich etwas zu bremsen, »aber jetzt warte einmal ab, ob es überhaupt möglich ist …«

»Du musst das für uns checken!« Sie lehnte sich an mich und knuddelte mit beiden Händen meine Wangen. »Bitte, bitte, bitte …«

»Gut, gut, ich tue mein Möglichstes«, sagte ich lachend und versuchte, mich der Gesichtsverzerrung zu entwinden.

*

Am Abend saß Sylvie bereits über dem Aus- und Umbau. Sie hatte mit ihrem Handy alles fotografiert, die einzelnen Zimmergrößen mit langen, gleichmäßigen Schritten abgemessen und daraus einen recht passablen Hausplan geskribbelt.

Im Feuereifer schob sie kleine Papierschnitzel, die unsere vorhandenen und die noch zu erwerbenden Möbel darstellten, auf dem Packpapier hin und her. Veranlasste sie die gefundene Stellung zu dem freudigen Ausruf »Super!«, dann wurde das Möbel auf dieser Stelle mit Rotstift fix eingezeichnet, mit Marker ausgemalt und beschriftet. Fand ein Möbelstück keinen geeigneten Platz auf der Skizze, folgte prompt die Unmutsäußerung: »Wieso geht denn das nicht?!« und im Möbelhauskatalog wurde nach geeigneteren Maßen gesucht. Ich saß hingegen über Sylvies Laptop und las mit rauchendem Gehirn auf diversen Seiten von Rechtsanwälten die rechtlichen Auslegungen von Pflegeverträgen und Interpretationen zum Erbrecht.

*

»Das hätte ich Ihnen auch sagen können, dass das überhaupt keine Frage ist«, zuckte Oberschwester Hilde die Achseln, als ich ihr von der Erbschaft und meiner Besprechung in der Verwaltung erzählte. »Das geht auch niemanden etwas an.«

Die Auskunft, die ich in der Pflegedirektion erhalten hatte, war knapp und eindeutig gewesen: Solange ein Patient auf der Station betreut wurde, war es verboten, Sachen oder Geldgeschenke anzunehmen, denn das würde als Missbrauch zum eigenen Nutzen ausgelegt werden und sei auch moralisch verwerflich. Ein Erbe kann jedoch angetreten werden, wenn es dem Mitarbeiter davor nicht bekannt war und daher zu keiner besseren Behandlung geführt hatte.

»Und wie geht das dann mit meinem Job hier, wenn ich das Haus nehme und wir aufs Land ziehen?«, dachte ich in Gedanken laut vor mich hin.

»Sie können das Haus ja verkaufen«, fiel Oberschwester Hilde ein.

»Dazu ist es wahrscheinlich zu spät«, entgegnete ich, »nachdem sich Sylvie bereits in das Objekt verliebt hat. Ich muss sagen, es ist auch traumhaft schön dort draußen. Die Hügel mit den Weingärten erinnern mich an Südfrankreich, wo wir bei Sylvies Tante Birgit auf Urlaub waren.«

»Und zum Hin- und Herfahren ist es zu weit?«

»Auf alle Fälle, es ist fast eine Stunde mit dem Auto und bei stärkerem Verkehr sicher eineinhalb.«

»Dann müssen Sie sich eben dort was suchen, Krankenhäuser gibt's ja in jeder Gegend.« Für unsere Oberschwester schien das eine ganz einfache Sache zu sein.

Genauso sah es auch Sylvie, als ich ihr am Abend von der positiven Entscheidung unserer Direktion berichtete.

»Du wirst auch dort oben was Passendes finden, gute Pflegekräfte sind gefragt, überhaupt außerhalb der Ballungszentren sind sie sicher froh, jemanden zu bekommen, nachdem die meisten lieber in der Stadt arbeiten möchten«, meinte sie.

»Ja schon, nur bin ich jetzt immerhin vier Jahre auf meiner Station und mag die Menschen dort wirklich gerne.« Mir war jetzt schon das Herz schwer in dem Gedanken, meine Schützlinge zu verlassen und später aus den Augen zu verlieren. Trotzdem rief ich am nächsten freien Tag den Notar Dr. Ebert an und teilte ihm mit, dass ich die Erbschaft antreten würde. Er versprach, die entsprechenden Papiere aufzusetzen. Dann begann ich lustlos, die Spitäler der Region am Internet nach offenen Stellen durchzuforsten.

Oberschwester Hilde und Sylvie sollten recht behalten – fast in jedem Krankenhaus gab es freie Stellen und zwei davon suchten sogar Pflegepersonal für psychiatrische Abteilungen. Eines davon, das Krankenhaus der Kreisstadt, nicht weit von Oberhartenbach, gefiel mir besonders. Es war das genaue Gegenteil meiner jetzigen Dienststelle – klein, überschaubar und ganz modern. Auch die Fotos der Kollegenschaft zeigten durchwegs sympathische Gesichter. Und: Die Oberschwester, die die Station leitete, sah aus wie eine Zwillingsschwester von Hildchen.

Ich ertappte mich selbst dabei, das als wichtiges Kriterium zu erachten, und hätte nie gedacht, dass so eine Zufälligkeit meine Entscheidung beeinflussen könne. Dennoch, irgendwie fühlte ich mich dadurch sofort heimisch und schrieb meine Bewerbung in das Online-Formular.

*

Bereits nach zwei Tagen klingelte mein Telefon – die Nummer war mir nicht bekannt.

»Spreche ich mit Herrn Arnold?«

»Ja?«

»Sehr gut, hier ist Stationsschwester Regina vom Landesklinikum, Psychiatrische Abteilung«, kam es konkret und freundlich aus der Leitung. »Ich habe Ihre Bewerbung vorliegen und würde gerne ein Gespräch mit Ihnen führen, uns fehlen nämlich dringend diplomierte Kräfte mit Erfahrung in der Psychiatrie.«

»Gerne«, sagte ich automatisch, »wann geht es denn bei Ihnen? Ich habe kommende Woche zwei ganze Tage frei – Montag und Freitag.«

»Na, dann kommen Sie doch gleich am Montag, das kann ich mir gut einteilen. Passt es Ihnen am frühen Nachmittag, so gegen zwei?«

*

Am Montag fuhren wir zuerst zum Notar, der noch zwei Unterschriften benötigte, und dann setzte ich Sylvie beim Haus in Oberhartenbach ab. Sie hatte es sich nicht nehmen lassen mitzufahren, um im Haus noch Sachen auszumessen und weitere Fotos zu machen.

Ich fuhr weiter zum Landesklinikum, wo Stationsschwester Regina mich bereits erwartete. Sie schaute auch in natura tatsächlich wie eine jüngere Schwester von Hilde aus. Die Besprechung dauerte nur eine halbe Stunde. Nach Durchsicht meiner Zeugnisse, einigen Fragen zu meiner Erfahrung mit Traumapatienten und einem Rundgang durch die Station bot mir Regina die Anstellung an und ich griff zu. Es war der 16. Juli und am 1. Oktober würde ich also hier beginnen zu arbeiten.

Als ich nach Oberhartenbach zurückkam, war Sylvie glücklich, dass alles so schnell geklappt hatte.

»Ob wir das in der kurzen Zeit schaffen«, bezweifelte ich bereits meinen raschen Entschluss. »Die Wohnung in Wien auflösen, übersiedeln im Expresstempo und …«

»Dafür hast du ja mich«, unterbrach sie mich, »aber sag mal, wie gefällt dir dieses helle Grün für die Vorhänge?«

Oh Gott, dachte ich, wen kümmern jetzt schon Gardinen?

21

Abschied mit Fahnenträger

Die Ereignisse in den zweieinhalb Monaten zwischen dem Aufnahmegespräch im Landesklinikum und meinem Arbeitsantritt waren turbulent. Es fällt mir im Nachhinein sogar schwer, die Reihenfolge zu überblicken. Denn ich pendelte pausenlos, teilweise gemeinsam mit Sylvie und teilweise alleine mit langen Notizen, zwischen Wohnung und Haus und Möbelstudios und den Diensten auf der Station hin und her.

Wir hatten uns entschlossen, die Wiener Wohnung erst mit Jahresende zu kündigen, um einen zeitlichen Puffer zu haben, falls nicht alles wunschgemäß laufen sollte. Wie sich herausstellte, war das eine weise Entscheidung, denn wir bekamen die neue Heizung im Haus erst Anfang Dezember und so musste nur ich zeitweilig frieren.

Eigentlich waren die Arbeiten im Haus nur einfache Renovierungen, wie ausmalen, Boden schleifen, Fenster streichen oder den Hof ausmisten. Die einzige größere Investition war der Einbau einer neuen Heizung, trotzdem kam insgesamt eine stattliche Summe an Kosten zusammen.

Wie üblich rümpfte unser Bankmann die Nase, als wir mit dem Ansinnen eines Kredites kamen. Da Sylvie selbstständig war und ich gerade das Krankenhaus wechselte, rechnete er uns vor, wie furchtbar das alles unter Umständen möglicherweise ausgehen würde, und kam zu dem Schluss, dass wir praktisch schon auf der Straße säßen. Kurzum, unsere Bonität reichte gerade für die Hälfte der beantragten Summe. Am liebsten hätte ich ihm meine Meinung in sein dickliches Gesicht gesagt und wäre gegangen. Nach Sylvies Fußstoß unter dem Tisch und dem dazugehörigen Blick lächelte ich aber nur säuerlich und wir unterschrieben den Darlehensvertrag.

»Sind wir froh, dass wir zumindest den Teil für die Heizung und das neue Badezimmer haben«, meinte Sylvie beschwichtigend, als wir wieder auf der Straße waren. »Den Rest müssen wir halt so auftreiben.«

»Schon, aber wie dieser Idiot redet, komme ich mir vor wie ein Unterstandsloser.« Ich war zornig und wusste genau, was denn Sylvies Bemerkung: … »müssen wir halt so auftreiben« bedeutete. Es hieß – Finanzgespräch mit der Schwiegermutter.

*

»Ich versteh schon«, meinte diese dann auch prompt, »ich bin mir nur nicht sicher, ob ich so viel auftreiben kann!«

Na bitte, dachte ich, hab ich es doch geahnt. Dabei wusste jeder, dass die Familie recht gut gestellt war und sich Sylvies Mutter alle zwei Jahre ein neues Auto leistete – natürlich Mercedes und nicht den kleinsten. Schlussendlich siegte jedoch Sylvies Überzeugungskraft. Nach ein paar Tränen und der Erwähnung der Bedeutung für das Enkelkind gab ihre Mutter nach und übernahm die fehlenden Kosten.

»Das müsst ihr mir aber schon wieder zurückgeben, zumindest wenn ihr mit den Kreditzahlungen fertig seid«, fügte sie noch mit leidender Miene hinzu, »denn das ist mein Notgroschen, falls ich im Alter eine teure Pflege brauche.«

»Aber dann kannst du doch bei uns wohnen«, sagte Sylvie, wobei ich ihr den Fußstoß unter dem Tisch zurückgab.

*

»Liebe Freunde«, ergriff ich das Wort nach dem Abendessen, als noch alle unsere Patienten bei den Tischen saßen. Am Vormittag hatte ich, nach Absprache mit Oberschwester Hilde, meine Kündigung bei der Verwaltung deponiert. »Ich möchte euch die Mitteilung machen, dass ich von Wien wegsiedle und deshalb auch in einem anderen Krankenhaus arbeiten werde. Ich gebe daher meine Stelle hier auf, was mir sehr schwerfällt, aber leider nicht zu vermeiden ist. Ich wollte euch nur sagen, dass es für mich hier auf der Station eine schöne Zeit war, und ich werde euch sicher öfter besuchen kommen.«

Ein allgemeines Raunen ging durch den Saal, die Gesichter wurden traurig, einige standen auf und kamen zu mir, um mir die Hand zu drücken. Die vielen Reaktionen und Wünsche überraschten mich, das hatte ich nicht erwartet. Ich war mehr gerührt, als ich zugeben wollte, und umarmte meine Schützlinge.

Da ich noch meinen ganzen Urlaub stehen hatte und diesen für die Arbeiten am Haus auch dringend brauchte, blieben mir nur noch drei Wochen auf der Station. Die restlichen Dienste absolvierte ich mit schwerem Herzen und hatte den Eindruck, dass auch unsere Bewohner zu mir besonders liebenswürdig waren. An meinem letzten Diensttag überraschten sie mich dann mit einer improvisierten Abschiedsfeier.

»Komm«, sagte Melanie, die ihren Dienst mit einem Kollegen getauscht hatte, um bei der Feier dabei zu sein, »wir haben da etwas für dich vorbereitet.«

Sie ging mit mir in den Speisesaal, in dem die Tische weiß gedeckt waren, mit Kaffeegeschirr und Servietten, und an einem der Tische waren Getränke und Kuchen hergerichtet.

»Für mich?«, fragte ich ungläubig.

»Natürlich, für wen denn sonst?«

Sie führte mich zu dem großen Tisch in der Mitte und drückte mich auf einen der Sessel. Dann winkte sie und aus dem Flur strömten unsere Patienten und unser Team herein. Anscheinend hatten sie draußen schon darauf gewartet. Allen voran schritten Oberschwester Hilde und Sebastian, unser Stationsarzt. Sie blieben vor meinem Tisch stehen und versammelten die Kollegen um sich.

»Herr Arnold«, sagte Hildchen, »wir möchten Sie gerne noch einmal hochleben lassen, bevor Sie gehen, und uns für Ihre Mitarbeit bedanken.«

Ich hatte den Eindruck, als würde Hildes Stimme belegt klingen, so als wäre sie wirklich gerührt über den Abschied.

»Sie waren immer eine echte und verlässliche Stütze für unser Pflegeteam«, fuhr sie fort, »deshalb eine Kleinigkeit von uns als Erinnerung …«

Sie deutete auf Sebastian, der nun ein größeres Paket, das in Geschenkpapier eingewickelt war, hinter seinem Rücken hervorzog. Hilde nahm es und überreichte es mir.

Ich bedankte mich und packte das Paket aus. Drinnen war ein Bilderrahmen mit einer bunten Kollage aus Fotos der letzten vier Jahre – Feiern, Patientenbälle, Ausflüge. Alles durcheinander, aber fein säuberlich beschriftet mit Anlass und Jahreszahl. In der Mitte war ein Foto von unserer Weihnachtsfeier mit Tante Rosa am Klavier und ich dahinter singend. Darunter stand der Satz:

Weihnachten mit Arnolds ganz besonderer Patientin!

Ich konnte die Bilder gar nicht in Ruhe betrachten, denn schon strömten die Patienten zu mir her, um sich ebenfalls persönlich zu verabschieden. Verschiedenes selbst Gebasteltes oder Gesticktes bekam ich als Abschiedsgeschenk von unseren Damen und gute Wünsche mit Schulterklopfen von unseren männlichen Bewohnern.

»Ich hoffe, die da oben«, so umschrieb Paul die Patienten in meiner zukünftigen Arbeitsstelle, »können wenigstens ordentlich grüßen.«

»Nicht so wie du, Paul«, sagte ich darauf und musste laut auflachen, »da bin ich mir sicher.«

»Und wenn ihr Tipps für die Gartenpflege braucht, kannst du mich anrufen, ich helfe da gerne.«

»Super, das ist nett«, bedankte ich mich und hatte mit einem Mal wieder den Jauchegeruch seiner Rasendüngung in der Nase.

»Dort, wo Sie hingehen, gibt's wenigstens ein gutes Bier«, sagte Frau Niederl und zwängte sich zum Tisch. »Ich hab in der Gegend einmal gearbeitet, die verstehen was vom Brauen.« Sie überreichte mir ein selbst bemaltes Bierglas.

»Danke«, sagte ich und betrachtete die Malerei, ein blau-gelbes Muster.

»Die Farben der Region, wo Sie hinziehen«, sagte sie noch voll Stolz über ihre Arbeit. Da sie Menschen und Berührungen normalerweise nicht ausstehen konnte, verschwand sie wieder in den Flur hinaus und ging zurück in ihr Zimmer. Umso höher rechnete ich ihr an, dass sie sich von mir verabschiedet hatte und sich dafür zwischen die anderen drängen musste.

»Leider keine Gelegenheit mehr, Sie mit allen militärischen Ehren zu verabschieden.«

Es war Rostock, der mich von hinten ansprach. Ich drehte mich um und nickte dankend.

»Statt eines Ordens …«, sagte er und drückte mir etwas in die Hand, das in Seidenpapier eingewickelt war. Ich wickelte es aus und traute meinen Augen nicht, es war einer seiner geliebten Zinnsoldaten. Ein Reiter im Waffenrock auf einem Pferd, der eine Fahne hoch über dem Kopf schwenkte.

»Ist das etwa …?«, fragte ich, mich vorsichtig an die Bedeutung der Figur herantastend.

»Ganz richtig«, nickte Rostock stolz, »der Fahnenträger des Friedrich Franz von Mecklenburg, meines erbitterten, aber auch ehrvollen Feindes.«

»Darum wird er«, fiel ich ein, »für zukünftige Attacken im neuen Landesklinikum an prominenter Stelle auf meinem Schreibtisch postiert.«

Rostock schaute mich mit großen Augen an. So militärisch hatte ich noch nie mit ihm gesprochen.

»Schade, dass uns der Einzige vom Pflegeteam verlässt, der das Zeug zum Offizier hätte«, sagte er und legte seine Hand auf meinen Oberarm. »Es ist immer schwer, einen Kameraden zu verlieren. Also, passen Sie auf sich auf. Und wenn Sie Verstärkung benötigen …«

»… dann weiß ich, wo ich Sie finde!«

Ohne ein weiteres Wort nickte er knapp, drehte sich um und ging sichtlich bewegt weg. Ich wickelte die Figur vorsichtig wieder in das Seidenpapier ein. Sie würde einen Ehrenplatz bei mir zu Hause bekommen. Dann sah ich mich um, da ich in dem Trubel unser Riesenbaby Alex vermisste. Er saß in einer Ecke des Raumes auf einem der Sessel und schaute traurig auf den Boden. Ich ging hinüber zu ihm.

»Warum feierst du denn nicht mit uns?«, versuchte ich, ihn aufzumuntern. »Komm, es gibt auch Kuchen.«

»Nein, Alex nicht mag. Alex traurig. Musst weggehen du?«

»Ja, so ist das leider.«

»Kann dir geben meine Cola, wenn du bleibst, bitte …«

Ich konnte nicht anders – ich setzte mich zu ihm in die Ecke und die Tränen liefen mir herunter, über die unmittelbare Liebe, die mir von allen diesen Menschen entgegenströmte. Alex saß neben mir und heulte mit. Wahnsinn, dachte ich, daran könnten sich viele sogenannte »Normale« ein Beispiel nehmen. In solchen Momenten wusste ich ganz genau, warum es das Schönste war, diesen irren Beruf gewählt zu haben.

22

Der Neue aus Wien

In den folgenden fünf Wochen konsumierte ich meinen Urlaub und versank in der Arbeit im Haus. Ich hätte nie geglaubt, den Termin zu schaffen, aber alles wurde termingerecht fertig. Die Böden waren abgezogen und versiegelt, die Elektrik zum Teil neu gemacht, die Wände gestrichen und der Garten zumindest leer. Die Einzigen, die ausgelassen hatten, waren die Herren von der Heizungsfirma. Zuerst hieß es, alles sei kein Problem, dann gab es Verzögerungen wegen der Lieferung des Heizkessels und schließlich bekamen wir den endgültigen Montagetermin mit dritter Novemberwoche zugesagt.

Das bedeutete, dass Sylvie und Feli vorerst in Wien blieben. Jetzt waren wir froh, die Wohnung noch bis Ende des Jahres behalten zu haben. Die beiden würden erst in die Wärme übersiedeln.

Ich hingegen wollte mir die weiten Fahrtwege zwischen Wien und Oberhartenbach ersparen und richtete mich in der Küche, wo noch ein einzelner Kohlenofen stand, häuslich ein. Nur zweimal die Woche, an den freien Tagen nach dem Nachtdienst, fuhr ich nach Wien, zwecks Zuspruch, Liebe und frischer Wäsche.

Vom letzten Geld hatten wir noch ein zweites Auto gekauft, ein ganz kleines, altes, da wir ab nun beide mobil sein mussten. In Oberhartenbach gab es rein gar nichts, nicht einmal ein Wirtshaus. Die wichtigsten Geschäfte für den täglichen Einkauf befanden sich zwar schon in Unter-Hartenbach, im Vergleich zu Oberhartenbach eine Weltstadt, die jedoch auch gute acht Kilometer entfernt lag.

Am letzten Wochenende, bevor mein Dienst im Landesklinikum losging, war die Übersiedlung der restlichen Möbel und des Hausrats geplant. Sylvie behielt nur das Nötigste in Wien. Nach einigen Anrufen bei Speditionen stellte ich fest, dass unser Geld nicht mehr für professionelle Transporteure reichte. Wie sollte ich nun die Sachen ins Haus schaffen, mit meinem Auto müsste ich viele Male fahren und einige Möbel würde ich überhaupt nicht unterbringen.

In meiner Not erinnerte ich mich daran, dass Oberschwester Hilde einmal erwähnte, ihr Bruder hätte einen Lkw. Also rief ich sie an, fragte, wie es denn ginge, und tastete mich gesprächsweise vorsichtig zu dem Punkt, ob sie denn ihren Bruder wegen des Lkws fragen könne.

»Aber das ist doch gar kein Problem, da brauche ich gar nicht fragen, selbstverständlich bin ich pünktlich zur Stelle.«

Eigentlich wollte ich nur das Fahrzeug borgen und war nun verblüfft darüber, dass sie selbst kommen würde.

»Da helfe ich doch gerne«, sagte sie noch.

*

Am Samstag früh hielt ein weißer Großtransporter mit Hochdach am Gehsteig vor unserer Einfahrt in Wien. Fassungslos sah ich, dass Hildchen, bekleidet mit einem Herrenhemd und einer grauen Latzhose, hinter dem Steuer saß. Ihre Haare waren unter einer Schirmkappe hochgesteckt – ich hätte sie beinahe nicht erkannt. Neben ihr am Beifahrersitz thronte Herr Braunsteiner.

»Ich hab den Franz, also den Herrn Braunsteiner, zur Hilfe mitgebracht. Ich dachte, zwei Hände mehr können nicht schaden.«

Wir begrüßten einander herzlich, dann teilte Hildchen aus Macht der Gewohnheit sofort die Arbeit ein. Ich hatte die meisten unserer Sachen bereits in den Hausflur gestellt, also bestimmte Hilde, dass ich und Herr Braunsteiner die größeren Möbel aus der

Wohnung holen sollten und sie inzwischen die kleineren Dinge im Lkw verstauen würde.

So machten wir es dann auch und ich staunte nicht schlecht, wie rasch die Sachen auf der Ladefläche verschwanden. Hildchen leistete, ohne mit der Wimper zu zucken, die Arbeit eines Möbelpackers und half mir sogar bei zwei größeren Kästen, die für Braunsteiner zu schwer waren.

Als wir fertig waren und ich die Plane des Wagens befestigte, setzte Hilde dann noch eins drüber. Sie lehnte sich an die Fahrerkabine und zündete sich genüsslich eine Zigarette an.

»Kleines Laster«, meinte sie. »Aber jetzt können Sie mich ja nicht mehr verraten.«

»Fehlt nur mehr das Bier dazu«, sagte ich darauf und lachte herzlich.

Die beiden letzten Sessel brachten wir nicht mehr auf den Lkw, also lud ich sie in mein Auto, in dem bereits die Kartons mit dem heiklen Geschirr standen. Zur Gänze gingen sie nicht hinein, deshalb ließ ich sie überstehen und befestigte die Heckklappe mit einer Gummispinne an der Stoßstange. Ich atmete auf, es war alles verstaut und wir würden nur einmal fahren müssen. Somit hatte ich den restlichen Samstag und den ganzen Sonntag, um die Sachen im Haus auch gleich zu verstauen.

Bis nach der Wiener Stadtgrenze verlief der Transport ruhig, ich zuckelte voraus und Hilde mit Braunsteiner hinterher. Auf der Landstraße passierte dann das Malheur, dass ich zu schnell durch ein Schlagloch fuhr, meine Heckklappe aufging und einer der Sessel auf die Straße polterte. Hilde konnte den Lkw gerade noch rechtzeitig zum Stehen bringen, trotzdem war der Sessel hinüber. Ich entsorgte ihn im nächsten Ort in einem größeren Müllcontainer – wir würden also nur mehr drei Sessel zum Esstisch haben.

In Oberhartenbach lud ich den Lkw fast zur Gänze mit Braunsteiner aus, da Hildchen mit der Inspektion des Hauses beschäftigt war. Mehrmals ging sie durch die Räume und kam immer wieder mit guten Ratschlägen für die weitere Einrichtung und Ideen für die Raumaufteilung zu uns.

Bevor die beiden nach Wien zurückfuhren, improvisierte ich noch einen Imbiss mit Brot und Speck.

»Da haben Sie wirklich Glück gehabt mit dem Haus«, meinte Hilde kauend und ich konnte mich des Eindrucks nicht erwehren, sie fand es doch ein wenig unfair, dass der Pfleger Tante Rosa beerbt hatte und nicht die Oberschwester.

Die restlichen eineinhalb Tage des Wochenendes verbrachte ich dann mit Auspacken und Einschlichten. Die Zeit verging rasch, denn meine Gedanken kreisten schon um den kommenden Job und wie es mit den neuen Kollegen sein würde.

*

»Das also ist der Arnold aus Wien«, stellte mich Stationsschwester Regina allen im Team vor, die gerade Dienst hatten.

»Jetzt allerdings in Oberhartenbach zu Hause«, sagte ich dazu, »ich bin sehr gerne hierher gezogen und hoffe, mich schnell einzuleben.«

»Ja, wir haben gehört, du hast angeblich ein Haus von einer Patientin geerbt, die du betreut hast. Ist das wahr?«

Sensationell, dachte ich, wie sich die Dinge am Land herumsprechen. Ich kannte noch niemanden, aber alle wussten bereits, wer ich war. Die blonde Schwester hieß Alexandra, wie ich dem Namensschild auf ihrem Arbeitsmantel entnahm, wirkte sympathisch, war ungefähr in meinem Alter und hatte ihre blonden langen Haare hinten hochgesteckt. Sie brachte das, was meine neuen Kollegen und Kolleginnen anscheinend am meisten an mir interessierte, sofort auf den Punkt. Ihre Augen blitzten mich neugierig an.

»Das hat also bereits die Runde hier gemacht?«, schüttelte ich überrascht den Kopf.

»So ist es. Du bist jetzt in der Provinz und da gibt es keine Geheimnisse«, meinte sie scherzhaft und sprach mich gleich per Du an, denn hier auf der Station ging es sehr familiär zu und sogar die Stationsschwester hieß für alle nur »Regina«.

»Ich hab's befürchtet«, gab ich mich geschlagen und erzählte der neuen Kollegenschaft kurz von Tante Rosa und meiner Erbschaft. Und weil ich gerade dabei war, auch von Sylvie und dass ich seit Kurzem Vater war.

»Toll! Du bist ja ein Glückspilz«, meinten alle, als ich geendet hatte, »das sollte uns auch einmal passieren.«

»Und wieso wisst ihr das überhaupt?«, wollte ich wissen.

»Das wird nicht verraten, aber jeder hat hier einen Verwandten, der eine Freundin hat, die einen Bekannten hat …« Alexandra schmunzelte keck. »So wie das eben läuft. Kaffee?«

Ich war also Stadtgespräch, nahm dankend den Kaffee in Empfang und überlegte, ob es mich störte, nun anscheinend kein Privatleben mehr zu haben.

Nachdem sich die Mannschaft wieder ihrer Arbeit zuwendete, sprach ich noch eine Weile mit Daniel, einem älteren und auch sehr netten Kollegen. Er erklärte mir die üblichen Abläufe in der Station, zeigte mir die Dienstpläne und ging mit mir die Unterlagen für die Tagesberichte durch. Dann führte er mich durch die Station.

Direkt vor dem Eingang in die Diensträume lag ein heller Vorraum mit einer komplett verglasten Seitenwand, durch die man in den Garten hinaussah. Davor ging eine schlanke, große Frau mit längeren dunklen Haaren auf und ab. Sie redete vor sich hin und nickte dabei mit dem Kopf.

»Da fangen wir gleich mit unserer schwierigsten Patientin an«, flüsterte mir Daniel ins Ohr, während wir aus dem Dienstzimmer kamen. Dann nickte er freundlich, sprach die Frau an und deutete auf mich. »Das ist unser neuer Kollege Arnold, Frau Reber.«

Frau Reber machte eine unwirsche Handbewegung und drehte den Kopf weg.

»Jetz nich, später!«, sagte sie dazu knapp.

Daniel hob entschuldigend die Hände und wir gingen weiter.

»Reber hört verschiedene Stimmen, mit denen sie spricht und die sie bedrohen. Manchmal flüchtet sie vor denen auch, was dann für uns bedeutet, das ganze Haus zu durchsuchen. Sie ist oft sehr kreativ mit ihren Verstecken, einmal war sie sogar in eine Mülltonne geklettert.«

»Und wie habt ihr sie da gefunden?«

»Nur durch Zufall. Dabei ist sie oft tagelang ganz umgänglich, nur manchmal fehlt ihr vollkommen der Bezug zur Realität. Dann darfst du aber nie versuchen ihr das auszureden, da wird sie nämlich ziemlich zornig. Sie glaubt dann, man nehme sie nicht ernst, und beruhigt sich dann gar nicht mehr.«

Im Gang kam uns eine ältere Frau im Rollstuhl entgegen, die mich irgendwie an Tante Rosa erinnerte.

»Grüß Gott, Frau Emma«, sagte Daniel freundlich und laut, da sie anscheinend schlecht hörte. »Das ist unser neuer Kollege aus Wien.«

»Das ist schön«, meinte sie freundlich mit einer brüchigen Stimme. »Danke, ich freu mich, dass Sie mich mitnehmen. Wissen Sie, mein Vater hat mich hier im Gasthaus sitzen gelassen und ich muss ja nach Hause.«

»Aber mache ich doch gerne«, nickte ich und gab ihr die Hand, die sie fest drückte und dann ihre Wange drauflegte. »Ich muss nur noch kurz weg, dann komm ich wieder zurück zu Ihnen.«

»Kommen Sie mich aber dann auch sicher holen?« Sie klang ängstlich.

»Selbstverständlich, ich bin gleich wieder da.«

Damit war sie vorerst zufrieden und schaute uns nach, als wir weitergingen.

»Die Arme, sie ist eigentlich nur alt und verwirrt. Wir haben sie aufgenommen, weil sie niemanden mehr hat, der sich um sie kümmern könnte«, erklärte mir Daniel. »Sie sucht immer ihren Vater und denkt, sie wäre noch ein Kind.«

In einem der Räume, dessen Türe offen stand, saß ein jüngerer Mann mit Pullover und Jeans vor einer Tischstaffelei und malte. Im Zimmer hingen einige Bilder, die mich aufgrund ihrer intensiven Farben direkt ansprangen.

»Die sind aber schön«, sagte ich leise zu Daniel und wollte anklopfen, um mich vorzustellen und die Bilder genauer anzusehen. Daniel fasste meinen Arm und zog mich zurück.

»Nein, nicht stören. Das ist unser Josy, also richtigerweise Josef Kroll. Er ist ein toller Maler, aber auch Autist, und wenn du anklopfst oder hineingehst, macht ihm das unnötig Stress. Denn er braucht seine Ruhe und seine zeitlichen Rituale. Vormittags nach dem Frühstück malt er immer, so wie jetzt. Sofern man ihn dabei in Ruhe lässt, macht er wenig Probleme. Er spricht auch fast nicht und wenn, dann verwendet er Worte, die eigentlich nur er selbst versteht. Man weiß aber schon ungefähr, was er möchte, wenn man ihn besser kennt.

Ich nickte und blieb noch kurz vor der Türe stehen, um mir die Bilder von hier aus zu betrachten. Josy hatte einen langen, dünnen Pinsel und schrieb damit die Leinwand vor ihm mit winzigen dunkelroten Buchstaben voll. Jetzt erst bemerkte ich, dass sich alle Farbflächen auf seinen Bildern aus solchen Schriftzeichen zusammensetzten. Was immer er da schrieb, es verlangte seine ganze Aufmerksamkeit, so nahm er keinerlei Notiz von mir und Daniel.

»Hast du schon einmal gelesen, was da steht?«, fragte ich Daniel im Weitergehen.

»Da gibt es nichts zu lesen, es sind nur seine eigenen speziellen Wortschöpfungen und dazwischen zeichnet er mit vielen Linien Muster und Kringel.«

»So klein, wie er schreibt, müssen das ja seitenlange Texte sein?« Ich beschloss, einmal einen Leseversuch zu unternehmen.

»Ja, seine Eltern haben sogar schon einmal eine Ausstellung organisiert. Seitdem kennt ihn ein Galerist aus München, der ab und zu kommt und eines seiner Bilder zum Verkauf mitnimmt.«

»Alle Achtung, da sind die Eltern sicher stolz auf ihn.«

»Ich weiß nicht, eigentlich sind sie vor allem froh, dass sich damit sein Malmaterial finanziert. Das ist ja angeblich nicht ganz billig.«

Im weiteren Rundgang lernte ich noch einige der Bewohner kennen. Die Station war überschaubar. Die meisten der Patienten waren minderschwere Fälle, wir hatten nur zwölf stationäre und noch ein paar in der Tagesbetreuung. Als ich nach der Einführungstour zurück ins Dienstzimmer ging, läutete mein Handy.

»Wie geht es an der Außenfront?«, kam die Frage ohne Begrüßung, nachdem ich mich gemeldet hatte. Es war Rostock. »Verzeihen Sie die Störung, aber ich habe die Weisung von Paul und den anderen hier, Sie zu fragen, wie es bei Ihnen geht.«

»Ja gut, danke der Nachfrage«, antwortete ich überrumpelt.

»Das freut uns.«

»Und wie geht es Ihnen allen?« Ich erinnerte mich, dass ich Paul meine Handynummer gegeben hatte, als wir damals für unsere Raseneinkäufe im Baumarkt waren. Trotzdem hätte ich einen Anruf von meiner alten Station jetzt am allerwenigsten erwartet.

»Können nicht klagen, ist eben nicht mehr dasselbe, seit Sie weg sind. Will Sie aber nicht mit Sentimentalitäten langweilen.«

»Im Gegenteil, ich höre, dass alles gut läuft.«

»Eine Frage der Einteilung. Also noch die besten Grüße von uns.« Hinter ihm entstand ein Stimmengewirr. »Nichts da, es kann nicht jeder sprechen, es geht ihm gut und der Mann hat jetzt anderes zu tun …« Er hatte aufgelegt.

23

Schach

Der Dezember zog ins Land und mit ihm kam endlich unsere neue Heizung. Zur Sicherheit ließen wir aber den kleinen Kohleofen in der Küche ebenfalls stehen, falls die Zentralheizung einmal streiken sollte, und Sylvie hatte mich auch überredet, die kleine Wohnung in Wien mit ihrem ehemaligen Arbeitsraum zu behalten.

»Wenn ich einmal einen längeren Termin mit einem Kunden in der Stadt habe oder wenn wir ins Theater gehen, sind wir bestimmt froh, nicht so spät noch heimfahren zu müssen«, meinte sie, »und kostenmäßig fällt sie auch nicht ins Gewicht.«

Nachdem ihr das so wichtig war, stimmte ich zu, dachte aber dabei, brauchen werden wir sie nicht mehr, aber wenn Sylvie noch eine Verbindung zu Wien haben wollte, dann sollte es so sein. Obwohl sie Feuer und Flamme für das neue Haus war, hatte ich dennoch das Gefühl, dass sie sich recht schwer von Wien trennte. Auch die Entfernung zu ihrer Mutter – ein Umstand, der mir wiederum sehr gelegen kam – machte ihr wahrscheinlich zu schaffen, wenngleich sie darüber nie ein Wort verlor.

Ich ahnte zu dem Zeitpunkt nicht, wie froh ich einmal darüber sein würde, dass wir die Wohnung nicht aufgegeben hatten.

So waren wir dann drei Wochen vor Weihnachten endlich wieder eine vereinte Familie, hielten eine Housewarming-Party ab, zu der ich neben unseren Freunden auch Oberschwester Hilde und meine alte Kollegenschaft einlud. Hildchen freute sich sehr über die

Einladung, hatte an dem Tag aber leider Dienst und konnte daher nicht kommen.

»Schade«, meinte sie am Telefon, »ich hätte mir das Haus gerne fertig eingerichtet angesehen, aber das holen wir später einmal nach. Versprochen!«

Melanie war schließlich die Einzige, die von meiner alten Station erschien. Die treue Seele, die über die letzten vier Jahre wirklich eine gute Freundin von Sylvie und mir geworden war.

»Und, hast du dich in den ersten sechs Wochen schon eingelebt?«, fragte sie mich, als wir frierend in unserem kleinen Hof standen, da sie ihre unvermeidliche Zigarette rauchen musste.

»Ja danke, es geht so«, sagte ich und zog die Weste enger zu. »Die Kollegenschaft ist nett und wir haben eigentlich nur zwei schwerere Fälle. Also gegen den Stress, den wir bei uns oft haben, fast angenehm ruhig.«

Da war es wieder, dachte ich, denn noch immer verwendete ich die Worte »bei uns«, wenn ich von meiner alten Station sprach.

»Hast dich noch nicht ganz gelöst, was?«, hakte Melanie ein, die in solchen Dingen sehr hellhörig war.

»Da hast du recht, ich bin gedanklich noch immer bei euch. Manchmal schau ich in mein jetziges Dienstbuch und bin verwirrt über die Namen, bevor ich draufkomme, dass ich hier Paul oder Alex vergeblich suche.«

»Wir vermissen dich auch, vor allem der Alex«, sagte sie und dämpfte aus, »aber ich hätte es an deiner Stelle genauso gemacht und du wohnst ja hier viel schöner als in der Stadt.«

*

»Arnold, kommst du bitte«, rief mich Stationsschwester Regina am nächsten Tag zu sich.

Ich schob den Wagen mit dem Geschirr, das ich gerade einsammelte, zur Seite und ging zu ihr ins Dienstzimmer.

»Wir bekommen gleich eine neue Patientin und ich dachte mir, nachdem du ja auch erst zu uns gekommen bist, wäre es passend, wenn du die Dame als Bezugspflegeperson übernimmst.«

»Gerne und was ist los mit ihr?«

»Ich habe nur die Information, dass ihr Sohn und ihre Schwiegertochter Angst ob ihrer Verwirrtheit haben und ein Verfahren wegen Vormundschaft einleiten möchten. Sie kommt draußen anscheinend alleine auch nicht mehr zurecht, und da der Sohn nicht den Platz hat, sie zu sich zu nehmen, hat er sie überredet, zu uns in die Tagesbetreuung zu kommen.«

Zehn Minuten später kam ein Krankentransport und brachte eine elegante ältere Dame in einem grauen Kleid.

»Darf ich bekannt machen«, sagte Regina und stellte uns gegenseitig vor, »das ist Frau Reumann, Herr Arnold, unser Pfleger, der Sie betreuen wird.«

Ich nickte höflich und gab Frau Reumann die Hand. Sie wirkte zwar ein wenig unsicher, sonst aber gar nicht wie eine Patientin. Auch die notwendigen Formalitäten erledigte sie gemeinsam mit mir und Regina selbst, gab bereitwillig Auskunft und kannte sich auch mit ihren Befunden aus. Nachher führte ich sie durch die Station, zeigte ihr alles und sprach mit ihr über ihre Interessen.

»Ich höre gerne Musik und stricke zum Zeitvertreib, am liebsten aber spiele ich Schach.«

»Alle Achtung«, entfuhr es mir, »das zeugt ja von einem scharfen Verstand.«

»Ich bin vielleicht manchmal verwirrt oder, wie meine Kinder meinen, verrückt«, sagte sie darauf mit einem feinen Lächeln auf den Lippen, »aber ich bin nicht blöde.«

»Verzeihen Sie«, entschuldigte ich mich für meine unbedachte Äußerung, »ich wollte nicht unhöflich sein.«

»Schon gut, so etwas sagen die Leute meistens, wenn sich ein älterer Mensch mit geistigen Dingen beschäftigt. Aber mir fehlt schon seit Längerem ein geeigneter Partner, weil ich da sehr wählerisch bin.«

»Vielleicht finden Sie ja einen bei uns«, versuchte ich sie zu ermuntern.

»Na ja«, winkte sie ab, ohne weiter darauf einzugehen. »Es wäre nur angenehm, wenn Sie mir die Physiotherapie ersparen könnten, denn ich fühle mich körperlich noch ganz wohl und zu viel Bewegung liegt mir nicht.«

Ich nickte, sagte aber nichts darauf, denn erstens war das Sache des Arztes und zweitens wollte ich nicht in noch ein Fettnäpfchen treten.

*

Die Wochen vergingen und mir gefielen die regelmäßigen Gespräche mit Frau Reumann, zu der ich seit Kurzem Gisela sagen durfte.

Sie kam regelmäßig jeden Tag am Morgen mit dem Fahrtendienst auf die Station, erledigte pünktlich ihre Therapiesitzungen und hatte den Arzt überzeugen können, sie von der Bewegungstherapie zu befreien. Sie musste das sehr geschickt gemacht haben, denn unser Oberarzt bestand normalerweise darauf, dass die Patienten ausreichend Bewegung machten.

Bisher hatte ich noch keinerlei Anzeichen einer Verwirrtheit oder einer Störung bei ihr feststellen können. Vielleicht war sie ihren Angehörigen einfach nur lästig gewesen, dachte ich.

»Herr Arnold«, winkte sie mich eines Tages am Nachmittag zu sich. Die meisten anderen unserer Bewohner waren in der Gruppensitzung oder anderweitig beschäftigt und wir waren alleine im Speisesaal.

»Ja, Frau Gisela?« Ich ging zu ihr hinüber.

»Setzen Sie sich bitte einen Augenblick zu mir, ich muss etwas mit Ihnen besprechen.« Sie deutete auf den Stuhl gegenüber von ihr. Ich setzte mich nieder, gespannt, was sie mir zu sagen hätte.

»Sie wissen doch, dass meine Kinder, also mein Sohn und seine Frau, meine gerichtliche Entmündigung beantragt haben.«

»Die Sachwalterschaft, ja, das weiß ich, aber es gibt noch keinen Bescheid.«

»Deswegen möchte ich Sie gerne um Hilfe bitten.« Sie beugte sich vor und senkte ihre Stimme etwas. »Ich möchte nicht in unser Familiengrab, wo meine Schwester liegt, mit der ich mich nie gut verstanden hatte, sondern gerne in einem eigenen Grab liegen.«

»Verstehe, und wie könnte ich Ihnen helfen?«

»Ich habe ein wunderschönes Grab entdeckt, das ich gerne kaufen würde, solange ich noch über mein Geld verfügen kann, denn wenn mein Sohn einmal mein Vormund ist, erlaubt er mir das nie!«

»Und was soll ich dabei tun?«

»Würden Sie mit mir morgen zur Bank fahren, das Geld holen, und dann zur Friedhofsverwaltung, die Papiere erledigen? Alleine schaffe ich das nicht.«

»Morgen schon?«

»Ja, weil, morgen habe ich keine Therapie und man weiß ja nicht, wann der Vormundschaftsbescheid kommt.«

»Ich schaue, was ich machen kann«, versprach ich ihr.

Ich kam mir zwar wie ein Verräter vor, versuchte aber dann doch, Giselas Sohn zu erreichen. Es lief nur der Anrufbeantworter, der sagte, dass die Familie diese Woche auf Winterurlaub wäre. Also fragte ich zur Sicherheit unsere Stationsschwester.

»Eigentlich spricht nichts dagegen«, sagte Regina achselzuckend. »Bis jetzt ist sie voll eigenberechtigt, ist nur Tagespatientin und auch freiwillig hier. Also demnach kann sie tun, was sie möchte. Letztlich ist es deine Entscheidung, ob du ihr dabei hilfst.«

Wir fuhren also am nächsten Tag zur Bank, danach zum Friedhof und Frau Reumann kaufte glücklich ihr Grab. Anschließend gingen wir in den Friedhof hinein und sie zeigte es mir. Ich fand Gräber generell nicht beeindruckend und auch die Lage nicht so toll. Aber wenn es Gisela gefiel, sollte es mir recht sein.

*

Einige Tage später, ich hatte die Sache fast schon vergessen, stürzte Herr Reumann, Giselas Sohn, am Gang der Station auf mich zu.

»Was haben Sie sich eigentlich dabei gedacht?«, rief er aufgebracht und drohte mir regelrecht mit seinem Schirm. »Mit meiner Mutter ein Grab kaufen zu gehen!«

»Bitte beruhigen Sie sich«, meinte ich beschwichtigend, und da unsere Patienten sofort näher kamen, um zu sehen, was los sei, schob ich ihn in unser Dienstzimmer. Nach einigen zornigen Sätzen ließ er sich auf einen Besuchersessel vor dem Schreibtisch fallen und wurde beinahe weinerlich.

»Ich habe geglaubt, wenn sie bei Ihnen in Behandlung ist, hört dieser Wahnsinn auf, aber auch das macht anscheinend keinen Sinn!«

»Jetzt beruhigen Sie sich bitte, was ist denn schon geschehen, Ihre Mutter hat doch nur ein Grab gekauft.«

»*Ein* Grab? *Ein* Grab?«, stieß er mit einem Auflachen hervor und riss seine Aktentasche auf, die er bisher unter seinem Arm geklemmt hatte. Beinahe hatte ich den Eindruck, er wäre der Patient, so überdreht kam er mir vor. »Da und da und da …«

Bei den letzten Worten hatte er einige Papiere auf den Schreibtisch geworfen, am Schluss drehte er die Aktentasche um, worauf sich eine Flut von Dokumenten über den Tisch ergoss.

»Neun sind es«, rief er dazu.

»Was?!«

»Ja, neun Gräber hat sie jetzt auf vier verschiedenen Friedhöfen in der ganzen Umgebung!«

Ich war sprachlos.

»Was glauben Sie denn, warum ich meine Mutter überredet habe, zu Ihnen in Behandlung zu kommen? Und jetzt mache ich den Bock zum Gärtner, denn Sie helfen ihr noch bei dem Unsinn.«

»Wir wussten doch nicht …«

»Ich habe doch gesagt, sie ist verwirrt.«

»Aber nicht in welcher Art, wir hatten ja keine Ahnung davon und sie hat auch nicht verwirrt gewirkt.«

»Das tut sie nie …« Er sackte förmlich zusammen und ließ die Hände kraftlos sinken.

»Erzählen Sie«, ersuchte ich ihn.

»Meine Mutter besucht Friedhöfe, und wenn sie sieht, dass ein Grab nicht mehr gepflegt wird, dann kauft sie es und lässt es herrichten. Fast ihr ganzes Geld ist dafür bereits draufgegangen.«

»Für sich?«

»Doch nicht für sich, nein, für die, die drinnen liegen, obwohl sie die Leute gar nicht kennt.« Es tat ihm gut, sich seinen Kummer von der Seele zu reden, und er erzählte, dass er schon mehrfach versucht hatte, Gisela von ihrem Kaufzwang abzubringen, damit aber erfolglos war. Darum wusste er nun eben keinen anderen Weg mehr, als die Vormundschaft zu übernehmen und ihr den Zugriff auf ihre Konten sperren zu lassen.

Als er gegangen war, suchte ich Gisela und fand sie im Fernsehzimmer mit einer Strickarbeit.

»Ich habe schon gesehen, dass mein Herr Sohn da war«, sagte sie, ohne aufzublicken. »Er hat sich sicherlich über mich beschwert. Nun ja, nun wissen Sie es eben und dürfen mich auch für verrückt halten.«

»Das tu ich nicht, aber Sie hätten mir anvertrauen müssen, dass Sie schon einige Gräber besitzen.«

Sie wendete sich wieder ihrer Strickerei zu.

»Es wäre fair gewesen«, setzte ich nach, »immerhin dachte ich nach unseren Gesprächen …«

»Dann wären Sie doch niemals mit mir auf den Friedhof gefahren«, konterte Gisela. »Und um das eine Grab wollte ich mich unbedingt noch kümmern, solange ich noch die Möglichkeit dazu habe, weil es ja sonst keiner mehr für Anna tut.«

»Für welche Anna?«

»Ach nichts! Ich möchte nicht mehr darüber sprechen.« Sie drehte sich weg, ich bemerkte aber, wie unangenehm es ihr war, dass ihr der Name herausgerutscht war.

Ich ging zurück ins Dienstzimmer. Dort lag noch der Haufen an Papieren auf dem Schreibtisch, die Giselas Sohn in der Aufregung vergessen hatte. Interessiert setzte ich mich und begann, die Dokumente zu ordnen. Es waren die Verträge mit allen Rechnungen für die neun Gräber. Gisela hatte sie, nachdem sie von den Friedhöfen freigegeben waren, weil es niemand mehr gab, der sich um sie kümmerte, gekauft und instand setzen lassen. Sie hatte dafür tatsächlich ein kleines Vermögen ausgegeben. Was mir aber noch auffiel, war, nachdem Gisela den Namen erwähnt hatte, dass in jedem der Gräber eine »Anna« begraben lag. Und alle diese Annas waren 1939 verstorben.

An irgendetwas erinnerte mich das und ich holte mir die Unterlagen von Frau Reumann aus unserem Stahlschrank, wo die Krankenakten lagen. Dort fand ich die Angaben, dass ihre Mutter bei der Geburt der zweiten Tochter im Kindbett verstarb. Aufgrund der beginnenden Kriegswirren waren Gisela und ihre Schwester dann zu Verwandten nach Deutschland gekommen, die die beiden Mädchen aufnahmen. Als der Vater nach dem Krieg von der Front zurückkam, holte er seine Kinder zwar heim, es wusste aber niemand mehr, wer die Mutter begraben hatte oder in welchem Grab sie lag. Nur eines war bekannt – es war 1939.

Ich kämpfte zwei Tage mit mir, ob ich Giselas Sohn von meiner Entdeckung erzählen sollte. Den Ausschlag, es nicht zu tun, gab schließlich Sylvie, der ich die Sache erzählt hatte.

»Wenn Frau Reumann es ihrem Sohn nicht selbst erzählt, dann solltest du das auch nicht tun. Sie wird schon ihre Gründe dafür haben und hat sich den Respekt vor ihrer Entscheidung sicher verdient.«

Ich behielt die Sache dem Sohn gegenüber also für mich. Allerdings konnte ich nicht umhin, so ehrlich zu sein, es zumindest Gisela zu sagen, dass ich ihre Beweggründe entdeckt hatte, sie aber bei mir gut aufgehoben waren.

Sie schaute mich lange an.

»Hätten Sie Lust auf eine Partie Schach?«, fragte sie mich nach einer Weile.

Sie führte mich in einige Grundbegriffe des Spiels ein und danach saßen wir noch länger zusammen. Gisela begann, von ihrer Jugend zu erzählen, von ihrem Zuhause und ihrem unerfüllten Wunsch, ihrer Mutter noch einmal begegnen zu dürfen. Dabei hielt sie meine Hand und schaute mich an. Es tat ihr gut, mit einem Menschen darüber zu sprechen, und mir tat es gut, ihr zuzuhören. Denn ab diesem Moment fühlte ich mich hier auf meiner neuen Station angekommen und konnte mit einem guten Gefühl die Zeit davor in mir abschließen.

*

Zu Hause saß ich dann noch lange, nachdem Sylvie schon im Bett war und mit Feli eingewickelt in der Decke schlief, im Wohnzimmer und schaute auf das Bücherbrett neben dem Fernseher. Dort stand hoch zu Ross der Fahnenreiter des Friedrich Franz von Mecklenburg, den ich von Rostock bekommen hatte.

Unerschrocken schaute er aus einer anderen Zeit herüber in mein Leben. Irgendwie kam er mir wie ein wehrhafter Schutzpatron für alle meine Patienten vor. Egal wer sie waren, was sie dachten oder welches Schicksal sie hatten – er würde für sie da sein.

Und ich war stolz, dass er bei mir stand.

Dank

Neben allen, die zum Gelingen dieses Buches beigetragen haben, bedanken wir uns im Besonderen bei unseren Familien, die uns sogar ertragen, wenn wir gedanklich in der Psychiatrie weilen, bei unserem Agenten Klaus Gröner, der uns bestärkt hat, aus den einzelnen Geschichten ein Buch zu machen, und dem Team des Verlages.

Zum Abschluss aber noch ein ganz großes Danke an alle Krankenschwestern und Pfleger, vor allem denen im psychiatrischen Dienst. Sie schaffen für Menschen, die wir gerne ausgrenzen und gedanklich von uns wegschieben, ein Stück Geborgenheit. Sie sorgen dafür, dass sich auch Geschöpfe, die nicht unseren üblichen Normen entsprechen, in ihrem Leben ein wenig zurechtfinden können. Sie üben also einen Beruf aus, der ihnen harte Arbeit, hohes Einfühlungsvermögen und unglaubliche Geduld bei oft wenig Anerkennung abverlangt.

Warum sie dies alles auf sich nehmen und dennoch keinen anderen Beruf möchten? Wenn man einmal in die Augen eines Patienten schaut, dann weiß man es.

Ihnen sei dieses Buch gewidmet.

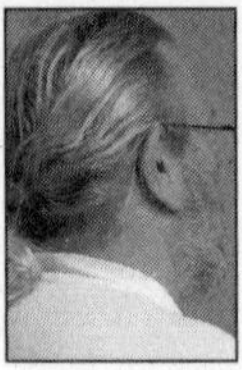

ARNOLD RUBEL, geboren 1958 in Wien, absolvierte nach dem Abitur und einiger Zeit in anderen Jobs eine Ausbildung zum »Diplomierten Psychiatrischen Gesundheits- und Krankenpfleger«. Seitdem war er in verschiedenen psychiatrischen Kliniken und Pflegeheimen tätig, wo er mittlerweile dreißig Jahre Berufserfahrung gesammelt hat. (Aufgrund der arbeitsrechtlichen Situation in der psychiatrischen Krankenpflege muss Arnold anonym bleiben.)

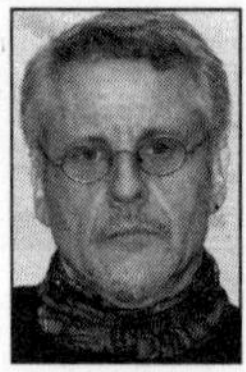

ERNST KAUFMANN, geboren 1954 in Wien, studierte Musik und Literatur. Als Autor adaptiert er Literaturstoffe für die Bühne, schreibt Dokumentarfilme und verfasst Sachbücher. Er ist mit Arnold Rubel seit Langem eng befreundet und hat dessen Geschichten aufgezeichnet.

Arnold Rubel
ICH BIN VIELLEICHT VERRÜCKT, ABER NICHT BLÖD!
Die irren Erlebnisse eines Pflegers in der Psychiatrie
Aufgezeichnet von Ernst Kaufmann

ISBN 978-3-86265-495-6
 | Lektorat: Ulrike Thams |
Coverfoto: © pzAxe/shutterstock.de

KATALOG
Wir senden Ihnen gern kostenlos unseren Katalog.
Schwarzkopf & Schwarzkopf Verlag GmbH
Kastanienallee 32, 10435 Berlin
Telefon: 030 – 44 33 63 00
Fax: 030 – 44 33 63 044

INTERNET | E-MAIL
www.schwarzkopf-schwarzkopf.de
info@schwarzkopf-schwarzkopf.de